活学活用中医药养生经典

活学活用
千金方

HUOXUE HUOYONG ZHONGYIYAO YANGSHENG JINGDIAN

陈甲荣 张晓鹏 ● 编著

长江出版传媒
Changjiang Publishing & Media

湖北科学技术出版社
HUBEI SCIENCE & TECHNOLOGY PRESS

图书在版编目（CIP）数据

活学活用千金方 / 陈甲荣, 张晓鹏编著. — 武汉：
湖北科学技术出版社, 2018.8
（活学活用中医药养生经典 / 陈甲荣等主编）
ISBN 978-7-5352-9990-1

Ⅰ.①活… Ⅱ.①陈… ②张… Ⅲ.①《千金方》-
养生(中医) Ⅳ.①R289.342

中国版本图书馆 CIP 数据核字（2018）第 001661 号

活学活用千金方

策　　　划：刘　玲　谢　宇
责任编辑：严　冰　　　　　　　　　　　　　　封面设计：喻　杨

出版发行：湖北科学技术出版社　　　　　　　电话：027-87679468
地　　址：武汉市雄楚大街 268 号　　　　　　邮编：430070
　　　　　（湖北出版文化城 B 座 13-14 层）
网　　址：http://www.hbstp.com.cn

印　　刷：北京凯德印刷有限责任公司　　　　邮编：101116

700×1000　1/16　　　　　　　　　　16 印张　　　300 千字
2018 年 8 月第 1 版　　　　　　　　2018 年 8 月第 1 次印刷
　　　　　　　　　　　　　　　　　　定价：68.00 元

本书如有印装质量问题　可找本社市场部更换

编委会名单

内 容 提 要

　　《活学活用千金方》是汇集大量古代养生方法以及民间流传养生食谱的实用医学书籍，同时更兼具按摩、导引等锻炼方法，为现代人养生提供良好契机。本书以原文注解和白话翻译为对照，将书中所提及的有益于养生的知识点及原理进行编撰，同时配以日常实用的养生方法。从食、药、按摩、锻炼各个方面进行综合，达成医学之书轻松解读，实用之方易于使用的目的。本书本着方便读者、尊重原著之原则，剔除多余，采纳精华，删减繁复，为读者打开一扇走近名著、了解养生、保养健康的大门。我们衷心希望通过对全书的重新编撰，可以帮助广大读者更细致、透彻地理解《活学活用千金方》这部中医学名著。

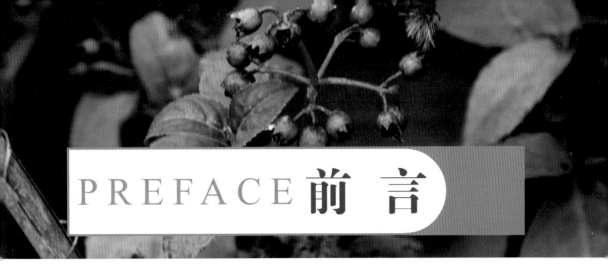

PREFACE 前言

　　《备急千金要方》是我国中医学史上的一颗璀璨的明珠，同时也可视为我国最早的一部医学百科全书。它不仅集结了药王孙思邈的毕生精华所在，更为中国医学的发展留下浓墨重彩的一笔。书中针对不同人群、不同体质，不同症状，从虚、实至寒、热，辨证医治，对症下药。

　　孙思邈一生长寿，所著医书多卷，这本《备急千金要方》就是他众多医学著作中的一本。全书共计30卷，总计232门，便方为5300余数，其中包括内科、外科、妇科、儿科、五官科以及按摩、脉象、针灸等内容。全书罗列之广泛，涉及之全面，使其成为医学史上不可多得，也不易掌握的医学巨著。

　　虽然《备急千金要方》中有些药方已经退出历史的实用舞台，但全书所包涵的医学知识依旧十分全面。在治病的过程中，孙思邈不仅采用方、药、汤、膏等不同治疗方，更包含了道家修身养性之法，不但按四季、阴阳之论合，更取黑、白、黄、赤、青之五色，将一般人养生保健的理论和技术以及常见病症进行防、治相结合。纵然他求长生之心不可得，但其医学上的贡献却是有目共睹的。

　　近年来，随着人们对于健康、养生知识的渴求，各类中药名著盛行；药王为世人留下的中医精华也再次成为人们追求的热点。奈何古文《备急千金要方》虽全，可读起来却有些难以理解，应用则更加困难。以理解为本、实用为主，笔者特别重译了这本经典医学名著，为的就是给想要改变生活现状以及身体素质的人，一个全面解读医学名著的机会。

不过，全书之巨冗长繁复，加之很多古老之方也不再适于现代使用，所以笔者结合现代元素，以简单、易学、实用为根本，对全书进行更加严谨的编辑，对难以理解的句子加以注释，对人体重要、养生必须的章结进行全文翻译，并于篇末加入适合现代生活应用的养生实用小方法，真正做到了古典、现代相结合，不但读来朗朗上口，更力求开卷有益，读有所得。

孙思邈一生行医，如同他自己所讲："百年之寿命，将至贵之重器，委付庸医，恣其所措，咄嗟暗呜，厥身已毙，神明消灭，变为异物，幽潜重泉，徒为涕泣。夫举世昏迷，莫能觉悟，自弃若是，夫何荣势之云哉。此之谓也。"笔者也期望，通过挖掘《备急千金要方》之精髓所在，可以让读者真正走近经典，为古代医学名著的发扬贡献力量，更为自己健康良好的人生负起责任！

编委会

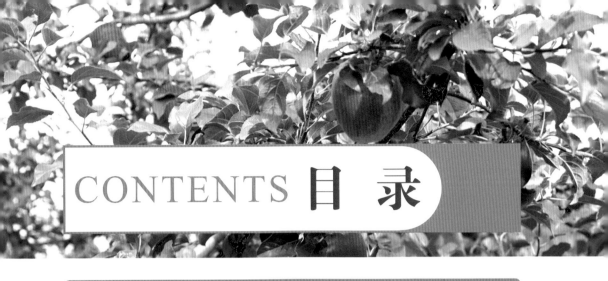

CONTENTS 目 录

卷一 序例

【本篇精华】

1. 论述要成为大医者必备的条件。
2. 论述大医者为病人诊病、治病时的注意事项。
3. 论述大医者开药方时的注意事项。
4. 论述用药、贮藏药材的注意事项。

大医习业第一

原文译注

原文 凡欲为大医，必须谙①《素问》《甲乙》《黄帝针经》《明堂流注》、十二经脉、三部九候、五脏六腑、表里孔穴、本草药对，张仲景、王叔和、阮河南、范东阳、张苗、靳邵等诸部经方，又须妙解阴阳禄命，诸家相法，及灼龟五兆、《周易》六壬，并须精熟，如此乃得为大医。若不尔者，如无目夜游，动致颠殒。次须熟读此方，寻思妙理，留意钻研，始可与言于医道者矣。

译文

　　要想成为一个医术高明、品德高尚的医者，就必须熟读《黄帝内经·素问》《黄帝三部针灸甲乙经》《黄帝针经》《明堂流注》等医学巨著；了解十二经脉、五脏六腑、全身表里的穴位等人体生理特征；《神农本草经》等药物学专著；以及张仲景、王叔和、阮炳、范汪等历代著名医家的经方。此外，还应了解禄命学说、阴阳学说、诸家相法，以及灼龟五兆、《周易》、六壬占卜法等传统文化。这些是成为一个品德高尚、医术精湛的医者所必备的专业知识。若不认真地研读探究，就像盲人在夜里行走，必定无法在医学之路上走得长远。此外，还须精读《备急千金要方》，探究其中深奥的医理，精诚钻研，方有资格与他人谈论医学之道。

注释

①谙：熟悉，精通。

大医精诚第二

原文译注

原文 夫大医之体，欲得澄神内视，望之俨然，宽裕汪汪，不皎不昧，省病诊疾，至意深心，详察形候①，纤毫勿失，处判针药，无得参差。虽曰病宜速救，要须临事不惑，唯当审谛覃思②，不得于性命之上，率尔自逞俊快，邀射名节，甚不仁矣。

译文

医术精湛、品德高尚的医生，要常自我反省，心胸宽广，像大海一样能容纳万物。诊病的时候要专注，仔细地观察病人的形体状况，从而判定是用针灸还是下药方，不得有一点差错。速效治病固然很好，也须遇事不迷惑，应当周密审察，深入思考，不得在病人的性命上任意逞能，掉以轻心，更不能以此博取名誉，否则就极不仁义。

注释

①详察形候：仔细审察病人的形体状况。
②审谛覃思：周密审察，深入思考。

治病略例第三

原文译注

原文 凡病服利汤得瘥①者，此后慎不中服补汤也。若得补汤，病势还复成也，更重泻之，则其人重受弊也。若初瘥，气力未甚平复者，但消息之，须服药者，当以平药和之。夫常患之人，不妨行走，气力未衰，欲将补益。冷热随宜丸散者，可先服利汤，泻除胸腹中壅积痰实，然后可服补药也。夫极虚劳应服补汤者，不过三剂即止。若治风病应服治风汤者，皆非三五剂可知也。自有滞风洞虚②，即服十数剂，乃至百余日可瘥也。故曰：实则泻之，虚则补之。

译文　凡是服通利的汤药而治愈的患者，以后就不宜服进补的汤药，否则容易导致病情复发。再次治疗，就会伤害病人。病刚愈气力还未恢复的，只要削减其病的再次滋长即可。需要服药的，应当选用性味平和的药物来调和。长期患病能行走，气力不衰的人，想要用丸散药来滋补身体的，应先服通利的汤药，泻除胸腹中壅积的痰实。那些极度虚劳而应服进补汤药的患者，最多不超过三剂。如果是治疗风病而应当服用治风汤的，都不是三五剂即可见效的。向来就有积滞、风邪、呕吐虚损的人，连续服用十多剂，直至一百多天之后才病愈。所以说：若是虚证，用补益；若是实证，则泻下。

<hr>

注　释

①瘥：病除，病愈。

②滞风洞虚：有积滞、风邪、呕吐虚损。

<hr>

诊候第四

原文译注

原文　夫欲理病，先察其源，候其病机。五脏未虚①，六腑未竭，血脉未乱，精神未散，服药必活。若病已成，可得半愈。病势已过，命将难全。

译文　医生在治病的时候，第一要找病根，诊察病的关键和原理。如果五脏六腑没有虚衰，血脉精神没有散乱，那么病人服药后必定能活命。如果病已生成，服药后可以治愈一半。如果病势已危，即使服药也难以保全性命。

原文　夫诊候之法，常以平旦②，阴气未动，阳气未散，饮食未进，经脉未盛，络脉调均，气血未乱，精取其脉，知其逆顺，非其时不用也，深察三部九候而明告之。

译文　诊病的方法，应当在天刚亮时，阴气还没有发动，阳气还没有散失，没进饮食，经脉之气尚未充盛，络脉调和均匀，气血没有错乱，此时精细地审察病人的脉象，就可知道病状的逆与顺。不是这个时间则不取用，可深察三部九候后明白地告诉病人。

注　释

①虚：指虚衰。

②平旦：指天刚亮。

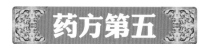

原文译注

原文 夫疗寒①以热药，疗热以寒药，饮食不消以吐下药，鬼疰蛊毒以蛊毒药，痈肿疮瘤以疮瘤药，风湿以风湿药，风劳气冷各随其所宜。雷公云：药有三品②，病有三阶，药有甘苦，轻重不同，病有新久，寒温亦异。

译文

在治疗疾病时，寒症用热药，热症用寒药，治疗饮食不消化应用吐下的药，治疗鬼蛊毒气之类的流行传染病要用蛊毒药，治疗痈肿疮瘤要用疮瘤药，治疗风湿要用风湿药，治疗风、劳、气、冷等病症，都应对症下药。雷公说：药有三个等级，病分三个阶段。药在性味与质地上有甘、苦、轻、重的区别，病的症候有新病、久病、寒病、温病的差异。

注　释

①寒：寒症。

②三品：指三个等级。

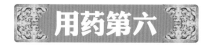

原文译注

原文 上药①一百二十种，为君，主养命以应天。无毒，多服、久服不伤人。欲轻身益气，不老延年者，本上经。

中药一百二十种，为臣，主养性以应人。有毒无毒，斟酌其宜。欲遏[②]病，补虚羸者，本中经。

下药一百二十五种，为佐使，主治病以应地，多毒，不可久服。欲除寒热邪气，破积聚、愈疾者，本下经。

三品合三百六十五种，法三百六十五度，每一度应一日，以成一岁。倍其数，合七百三十名也。

译文

上等药物有一百二十种，为君药，主要功用是养命，以顺应天德，无毒性，多服或久服都不会伤人。想身体轻快、增益气力、延长寿命的人，可本着上经用药。

中等药物有一百二十种，为臣药，主要功用是养性，以顺应人德，分有毒与无毒，须斟酌使用。想要抑制住病势发展及补虚弱之人，可本着中经用药。

下等药物有一百二十五种，为佐使药，主要功能是治病，以顺应地德，多有毒性，不可长期服用。想要祛除寒热邪气及破除积聚而治愈疾病的人，可本着下经用药。

三等药物共有三百六十五种，效法三百六十五度，每一度与一天相对应，而成为一年，其倍数为七百三十。

注 释

①上药：上等药物。

②遏：抑制。

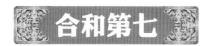
合和第七

原文译注

原文 凡药，治择熬炮[①]讫，然后称之以充用，不得生称。

凡用石药及玉，皆碎如米粒，绵裹纳汤酒中。

凡钟乳等诸石，以玉槌水研，三日三夜漂炼，务令极细。

凡银屑，以水银和成泥。

凡矾石，赤泥团之，入火半日，乃熟可用，仍不得过之。不炼生入药，使人破心肝^②。

译文

凡是药物，必须先经过选择、煎炒和炮制，然后才能作药用称其重量，不能在生时称量。

凡用石药及玉，都必须使其碎如米粒，再用棉布裹住浸入汤药或酒药中。

凡是钟乳等各种石药，要用玉槌加水研细，漂炼三天三夜，务必使其极细。

凡是银屑，要用水银调和成泥状。

凡是矾石，应先用赤泥围裹，放入火中烧炼半日，熟后才可使用，但不可过度。如不烧炼，生用入药，会使病人心肝涣散。

注　释

①炮：炮制。
②破心肝：指心肝涣散。

服饵第八

原文译注

原文 若用毒药治病，先起如黍粟，病去即止，不去倍^①之，不去十之，取去为度^②。病在胸膈以上者，先食而后服药；病在心腹以下者，先服药而后食；病在四肢血脉者，宜空腹而在旦；病在骨髓者，宜饱满而在夜。

凡服丸散，不云酒水饮者，本方如此，是可通用也。

译文

如果用毒药治病，开始只能用黍粟那么少一点，病一除去就应马上停止用药；如果没有除去病邪，就加倍用药；仍然没有除去病邪的，就十倍用药，以除去病邪为限度。病在胸膈以上部位的，先吃饭而后服药；病在心腹以下部位的，先吃药而后吃饭；病在四肢血脉的，适宜在早晨空腹服药；病在骨髓的，适宜在夜间饱食后服药。

服丸药、散药，药方上没有写是用酒还是水吞服的，无需说明，可以通用。

注 释

①倍：加倍。

②度：限度。

药藏第九

原文译注

原文 凡药皆不欲数数晒曝，多见风日，气力即薄歇，宜熟知之。

诸药未即用者，俟①天大晴时，于烈日中曝，令大干，以新瓦器贮之，泥头密封，须用开取，即急封之，勿令中风湿之气，虽经年亦如新也。其丸散以瓷器贮，密蜡封之，勿令泄气，则三十年不坏。诸杏仁及子等药，瓦器贮之，则鼠不能得之也。凡贮药法，皆须去地三四尺，则土湿之气不中也。

译文

但凡是药物，都不要过多地暴晒，太多地见到风和阳光，药性就容易减损消耗，人们应熟知这个道理。

各种药物若不是立刻要使用的，最好等到天气晴好时，在烈日下暴晒，使之特别干燥，然后用新瓦器贮藏，外用泥土密封，等到用的时候开取，用后立即封上，不要让它沾染风湿之气，这样即使存放若干年，也还会像新的一样。丸、散药需要用瓷器贮藏，并用密蜡来封住，不要让其泄气，这样就能保存三十年不变质。各种杏仁以及杏子等药物，要用瓦器来贮存，以防老鼠破坏。凡是贮药的方法，都必须深入地面以下三四尺，这样土湿之气就侵害不到它了。

注 释

①俟：等待。

卷二 妇人方上

【本篇精华】

1. 介绍女子不孕的治疗方法及药方。
2. 论述孕妇妊娠恶阻的脉象及治疗方法。
3. 介绍孕妇妊娠逐月养胎方。
4. 介绍孕妇妊娠期的各种疾病及治疗方法。
5. 介绍孕妇难产、胎死腹中、婴儿横生、胞胎不出的治疗方法。
6. 介绍产妇产后下乳的良方。

求子第一

原文译注

原文 论曰：夫妇人之别有方者，以其胎妊生产崩伤之异故也。是以妇人之病，比之男子十倍难疗。经言，妇人者，众阴所集，常与湿居，十四以上，阴气浮溢，百想经心，内伤五脏，外损姿颜，月水去留，前后交互，瘀血停凝，中道断绝，其中伤堕不可具论矣。

今具述求子之法，以贻后嗣，同志之士，或可览焉。

译文

妇女由于有胎妊、生产和崩伤这些与男子不同的特殊情况，所以妇女与男子的用药也不同，而且妇女的疾病比男子的疾病难治许多倍。经中说：妇女，众阴会聚于一身，常常与湿相联系。女人在十四岁以后，阴气就浮溢于外，再加上百般烦心，则内伤五脏，外损容颜，而且开始出现月经，若前后时间交错，还会出现瘀血停顿、凝结，使中道断绝，患上伤堕症状无法具体论述。

下面详细叙述求子方法，后人要谨记，而与此情况相同的人，也可以浏览选用。

原文 白薇丸主令妇人有子方。

白薇、细辛、防风、人参、秦椒、白蔹（一作白芷）、桂心、牛膝、秦艽、芜荑、沙参、芍药、五味子、白僵蚕、牡丹皮、蛴螬各一两、干漆、柏子仁、干姜、卷柏、附子、川芎各二十铢、紫石英、桃仁各一两半、钟乳、干地黄、白石英各二两、鼠妇半两、水蛭、虻虫各十五枚、吴茱萸十八铢、麻布叩复头（一尺烧）。

上三十二味为末，蜜和丸如梧子大，酒服十五丸，日再，稍加至三十丸，当有所去。小觉有异即停服。

译文

白薇丸主治女子不孕。

白薇、细辛、防风、人参、花椒、白蔹（一说白芷）、桂心、牛膝、秦艽、芜荑、沙参、芍药、五味子、白僵蚕、牡丹皮、蛴螬各一两，干漆、柏子仁、干姜、卷柏、附子、川芎各二十铢，紫石英、桃仁各一两半，钟乳石、干地黄、白石英各二两，鼠妇半两，水蛭、虻虫各十五枚，吴茱萸十八铢，麻布叩复头一尺（烧）。

以上各味药研为末，用蜜调和成梧桐子大小的药丸，每次用酒送服十五丸，每日两次，渐渐加到三十丸，至泻下恶物。稍微感到有异样即停服。

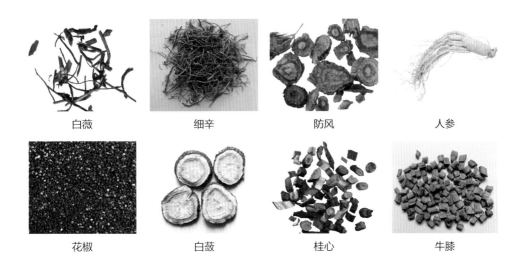

| 白薇 | 细辛 | 防风 | 人参 |
| 花椒 | 白蔹 | 桂心 | 牛膝 |

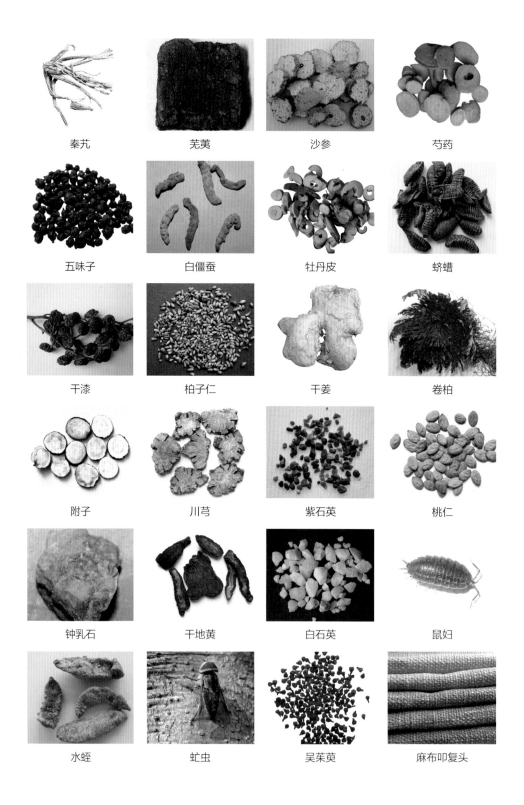

秦艽　　芜荑　　沙参　　芍药

五味子　　白僵蚕　　牡丹皮　　蛴螬

干漆　　柏子仁　　干姜　　卷柏

附子　　川芎　　紫石英　　桃仁

钟乳石　　干地黄　　白石英　　鼠妇

水蛭　　虻虫　　吴茱萸　　麻布叩复头

大黄丸

原文 治带下百病无子。服药十日下血，二十日下长虫及青黄汁，三十日病除，五十日肥白方：

大黄（破如米豆，熬令黑）、柴胡、朴硝（熬）、干姜（各一升）、川芎（五两）、蜀椒（二两）、茯苓（如鸡子大一枚）。

上七味为末，蜜和丸，如梧桐子大，先食，服七丸，米饮下，加至十丸，以知为度，五日微下。

译文

大黄丸

主治各种带下病导致的不孕，服药十天后会使妇人流血，服药二十天就会泄下蛔虫及阴部流出清黄汁，服药三十天即可除去疾病，服药五十天则使人长得白胖的药方如下：

大黄（破如米豆熬至色黑）、柴胡、朴硝（熬）、干姜各一升，川芎五两，蜀椒二两，茯苓（如鸡蛋大）一枚。

以上七味药均研为末，用蜜调和，制成如梧桐子大的药丸，先食，服七丸，用米汤送服，加至十丸，直至药显效为止。

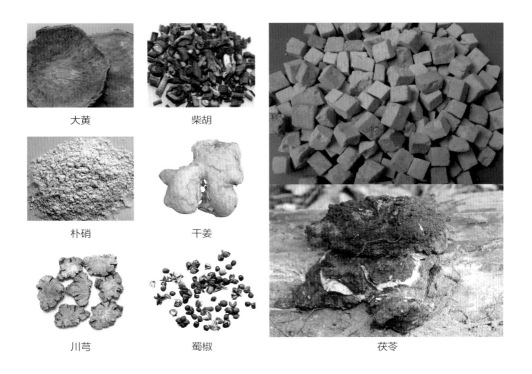

大黄　　　　　　柴胡

朴硝　　　　　　干姜

川芎　　　　　　蜀椒　　　　　　茯苓

原文 吉祥丸治女人积年不孕方。

天麻一两、五味子二两、覆盆子一升、桃花二两、柳絮一两、白术二两、川芎二两、牡丹皮一两、桃仁一百枚、菟丝子一升、茯苓一两、楮实子一升、干地黄一两、桂心一两。

上十四味末之，蜜和丸如豆大，每服空心，饮苦酒下五丸，日中一服，晚一服。

译文

吉祥丸主治女人婚后多年不孕。

天麻一两，五味子二两，覆盆子一升，桃花二两，柳絮一两，白术二两，川芎二两，牡丹皮一两，桃仁一百枚，菟丝子一升，茯苓一两，楮实子一升，干地黄一两，桂心一两。

上十四味药研为粉末，用蜜调和制成豆子大小的药丸，每次空腹用酒送服五丸，中午和晚上各服用一次。

灸法

原文 妇人绝子，灸然谷五十壮。在内踝前直下一寸。

妇人绝嗣不生①，胞门闭塞，灸关元三十壮，报之。

妇人绝嗣不生，灸气门穴，在关元旁三寸，各百壮。

妇人子藏②闭塞，不受精，疼，灸胞门五十壮。

妇人绝嗣不生，漏赤白，灸泉门十壮，三报之，穴在横骨当阴上际。

译文

灸法

妇人绝子不孕，针灸然谷穴五十壮，此穴在内踝前正下方一寸。

妇女绝后不能生育，胞门闭塞，针灸关元穴三十壮，可重复针灸。

妇女绝嗣后不能生育，针灸气门穴，此穴在关元穴旁三寸处，灸一百壮。

妇女子宫闭塞，不能受精，疼痛，灸胞门穴五十壮。

妇人绝嗣后不能生育，漏赤白带，针灸泉门（即泉阴穴）十壮，重复三次，此穴位在横骨当阴上面的地方。

注 释

①绝嗣不生：绝后不能生育。

②子藏：子宫。

妊娠恶阻第二

原文译注

原文 凡妇人虚羸，血气不足，肾气又弱，或当风①饮冷太过，心下有痰水者，欲有胎而喜病阻。所谓欲有胎者，其人月水尚来，颜色、肌肤如常，但苦沉重、愦闷不欲饮食，又不知其患所在，脉理顺时平和，则是欲有娠也。如此经二月，日后便觉不通，则结胎也。阻病者，患心中愦愦，头重眼眩，四肢沉重，懈惰不欲执作，恶闻食气，欲啖②咸酸果实，多卧少起，世谓恶食。其至三四月日以上，皆大剧吐逆，不能自胜举也。此由经血既闭，水渍于脏，脏气不宣通，故心烦愦闷，气逆而呕吐也。

译文

凡是那些身体虚弱羸瘦、血气不足、肾气虚弱，或者迎风、饮用冷水太多、心下有痰的妇女，在将怀孕时常常患阻病。所谓将有妊娠，是指妇人的月经仍然来，且面色、肌肤与平常无异，脉理平和，只是全身沉重、昏闷，不思饮食，却不知病患之所在。像这种情况，月经在两个月后便会停掉，开始结胎。所谓阻病，是指妇人心中烦乱不安，头重眼花，四肢沉重无力，软弱不能抬举。不喜欢闻到饮食的气味，只想吃咸、酸的食物，少起多睡，往往达三四个月以上，剧烈呕吐，不能做任何事情。原因在于经血闭塞，水积于五脏六腑，使脏气不能宣泄，因此心中烦闷不安，气逆而形成呕吐。

半夏茯苓汤

原文 治妊娠阻病，心中愦闷，空烦吐逆，恶闻食气，头眩体重，四肢百节疼烦沉重，多卧少起，恶寒，汗出，疲极黄瘦方。

半夏、生姜（各三十铢）、干地黄、茯苓（各十八铢）、橘皮、旋覆花、细辛、人参、芍药、川芎、桔梗、甘草（各十二铢）。

上十二味呚咀，以水一斗，煮取三升，分三服，若病阻积月日不得治，及服药冷热失候，病变客热烦渴，口生疮者，去橘皮、细辛，加前胡、知母各十二铢。若变冷下痢者，去干地黄苓六铢。余根据方服一剂得下后，稍息，看气力冷热增损方调定，更服一剂汤，便急服茯苓丸，能食便强健也。忌生冷醋滑油腻，菘菜，海藻。

半夏茯苓汤

治妊娠恶阻，心中昏闷，空烦呕吐，讨厌闻饮食的气味，四肢和全身关节疼痛沉重，头昏重，少起多睡，恶寒，出汗，极度黄瘦、疲倦的药方。

半夏、生姜各三十铢，干地黄、茯苓各十八铢，橘皮、旋覆花、细辛、人参、芍药、川芎、桔梗、甘草各十二铢。

以上十二味药分别捣碎，加一斗水煮成三升药液，分成三次服。

如果妊娠恶阻一月多未治愈，以及服药冷热失候，客热烦渴等病变，

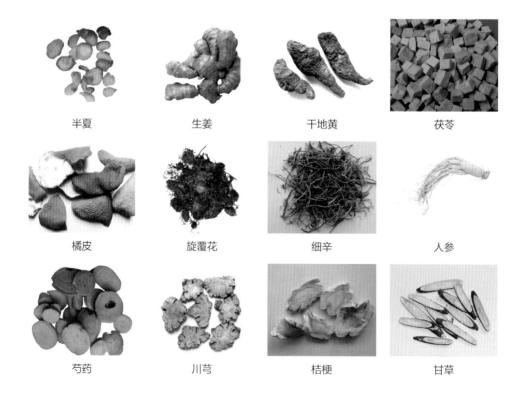

半夏	生姜	干地黄	茯苓
橘皮	旋覆花	细辛	人参
芍药	川芎	桔梗	甘草

口中生疮的，去掉橘皮、细辛，加前胡、知母各十二株；如遇冷下痢的，去掉干地黄，加入桂心十二株，如果胃中虚惫，生热，大便不通，小便赤少的，适宜加大黄十八株，去地黄，加黄芩六铢。其余的依方服一剂，取下后，根据气力及冷热情况减少或增加，药方调定，再服一剂，紧接着服茯苓丸，使患者能够饮食，身体便能够强健。忌食生冷、醋滑、油腻之物及菘菜，海藻。

注 释

①当风：迎风。

②啖：吃，食用。

养胎第三（一）

原文译注

原文 论曰：旧说凡受胎三月，逐物变化，禀质未定。故妊娠三月，欲得观犀象猛兽，珠玉宝物，欲得见贤人君子盛德大师，观礼乐钟鼓俎豆，军旅陈设，焚烧名香，口诵诗书，古今箴诫，居处简静①，割不正不食，席不正不坐，弹琴瑟，调心神，和性情，节嗜欲。庶事清净，生子皆良，长寿忠孝，仁义聪惠，无疾，斯盖文王胎教者也。

译文

旧时说，大凡怀孕三个月，因为胎儿禀质尚未确定，所以会随事物的变化而变化，去观看犀牛、大象、猛兽、珠玉、宝物等，就会有一个刚猛的孩子。想要一个像贤人君子、盛德大师一样的孩子，就去观看礼乐的钟鼓、俎豆，古代宴客、祭祀用的礼器、军旅陈设等器物；焚烧名香，口中朗诵诗书及古今箴言；居处在安静、简朴的地方；不吃割得不正的肉，不坐摆得不正的席；弹琴瑟，调节心神，平和性情，修身养性，节制嗜欲。凡事清净，生下的孩子会很优秀，能够长寿，忠诚孝顺，没有疾患而且仁义聪慧，这大概就是所谓的"文王胎教"吧。

甘草散

原文 令易生，母无疾病，未生一月，日预服，过三十日，行步动作如故，儿生堕地②皆不自觉方。

甘草（二两）、大豆黄卷、黄芩、干姜、桂心、麻子仁、大麦糵、吴茱萸（各三两）。

上八味治下筛，酒服方寸匕，日三。

译文

甘草散

使母亲没有疾病，孩子容易出生，在生产前一个月预先服，过了三十天行走动作仍如原来一样，孩子生下来产妇都没有异样感觉的药方。

甘草二两，大豆黄卷、黄芩、干姜、桂心、麻子仁、大麦糵、吴茱萸各三两。

以上八味药捣筛后制成散药，每日用酒或温水送服，一日三次。

注　释

①居处简静：居住在简朴、安静的地方。

②堕地：生下来。

养胎第三（二）

原文译注

原文 妊娠一月名始胚，饮食精熟，酸美受御①，宜食大麦，毋食腥辛，是谓才正。

妊娠一月，足厥阴脉养，不可针灸其经（如大敦、行间、太冲、中封、五里、中极等穴是也。）足厥阴内属于肝，肝主筋及血，一月之时，血行痞涩②，不为力事，寝必安静，无令恐畏。

妊娠一月，阴阳新合为胎，寒多为痛，热多卒惊，举重腰痛腹满胞急，卒有所下，当预安之，宜服乌雌鸡汤。

译文

　　怀孕第一个月被称为始胚，此时孕妇应该饮食精致，熟热，虽爱食酸味食物但要有所约束，适宜食用大麦，不要吃海鲜、辛辣食物，才是最好的保养。

　　怀孕第一个月，注意调理足厥阴脉，不能对足厥阴经脉（比如大敦穴、行间穴、太冲穴、中封穴、五里穴、中极穴等）进行针灸。足厥阴归属于肝脏，肝主身体筋脉和血液，怀孕第一个月时，孕妇气血循环不畅，不能过多劳作，应该静卧休息，不让其产生惊吓、恐惧。

　　怀孕第一个月的时候，男阳女阴之精华相交成为胚胎，如果孕妇体寒则会腹痛，如果体内多热则容易受惊吓，用力搬重的东西会让腰腹疼痛令胚胎受压迫，忽然产生下坠感，应该预防以安胎，适宜服食乌雌鸡汤。

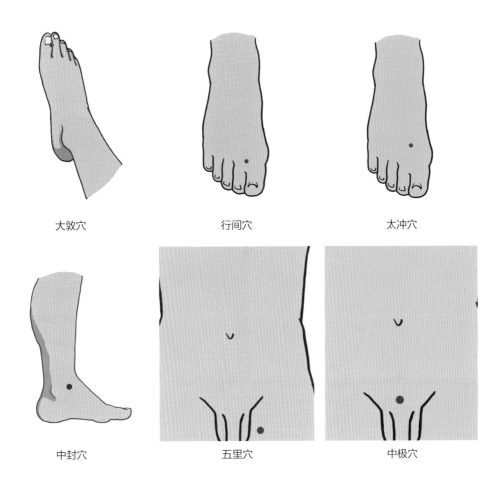

大敦穴　　　　　　　　行间穴　　　　　　　　太冲穴

中封穴　　　　　　　　五里穴　　　　　　　　中极穴

乌雌鸡汤方

 乌母鸡（一只，治如食法）、茯苓、阿胶（各二两）、吴茱萸（一升）、麦门冬（五合）、人参、芍药、白术（各三两）、甘草、生姜（各一两）。

上十味㕮咀，以水一斗二升煮鸡，取汁六升，去鸡下药，煎取三升，纳酒三升，并胶烊尽，取三升，放温，每服一升，日三。

译文

乌雌鸡汤方

母乌鸡一只（宰杀去毛及内脏），茯苓、阿胶各二两，吴茱萸一升，麦门冬五合，人参、芍药、白术各三两，甘草、生姜各一两。

以上十味中药咀碎成末，用一斗二升清水，将鸡煮熟，取鸡汤六升，不要鸡肉，直接倒进中药里，大火煎煮直到剩下三升的量，放三升白酒进去，继续煎煮至药汤变稠浓，取出三升的药鸡汁，自然冷却，每次服用一升，每日服用三次。

补胎汤

 若曾伤一月胎者，当预服此方。

细辛（一两）、防风（二两）、干地黄、白术（各三两）、生姜（四两）吴茱萸、大麦（各五合）、乌梅（一升）。

上八味㕮咀，以水七升，煮取二升半，分三服，先食服。多寒者，倍细辛、吴茱萸。热多、渴者，去之，加天花粉二两。若有所思去大麦，加柏子仁三合。（一方有人参一两。）

译文

补胎汤

如果曾经怀孕一月而流产的人，应该服用此方进行预防。

细辛一两，防风二两，干地黄、白术各三两，生姜四两，吴茱萸、大麦各五合，乌梅一升。

以上八味中药，咀碎成末，加七升清水，煎煮至水剩下二升半，分成三份服下，先吃饭后服药。身体有寒的孕妇，细辛、吴茱萸可以多加一倍。如果孕妇体热，总爱渴，则可将细辛、吴茱萸去掉，加二两天花粉。如果孕妇思虑过多，去掉大麦，加三合柏子仁。（另有药方是加入一两人参。）

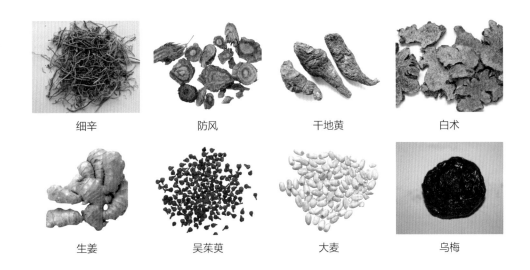

细辛	防风	干地黄	白术
生姜	吴茱萸	大麦	乌梅

注 释

①受御：御，约束、控制，受御即自我控制或者接受约束。

②痞涩：痞，中医指气机阻塞不畅的一种症状，有胀满的感觉；涩，不光滑；痞涩即为胀满不行的意思。

妊娠诸病第四（一）

胎动及数堕胎第一

原文译注

葱白汤

原文 治妊娠胎动不安腹痛方。

葱白（切，一升）、阿胶（二两）、当归、续断、川芎（各三两）。

上五味㕮咀，以水一斗，先煮银①六七两，取七升，去银纳药，煎取二升半，下胶令烊，分三服，不瘥②重作。

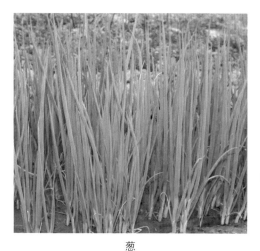

葱

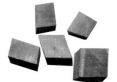

阿胶

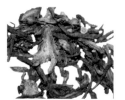

当归

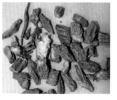

续断

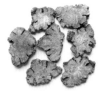

川芎

译文

葱白汤

主治妊娠胎动不安、腹痛等。

葱白〔切〕一升，阿胶二两，当归、续断、川芎各三两。

以上五味药分别切碎，另取白银六到七两，用水一斗煎煮，取汁七两，去银，入上药再煎，煎取二升半，放入阿胶烊化，分为三次服用。若服后不愈，可继续合服。

注　释

①银：白银。

②瘥：痊愈。

漏胞第二

原文译注

原文 治妊娠下血如故，名曰漏胞，胞干便死方：

生地黄半斤，㕮咀①，以清酒二升，煮三沸，绞去滓服之，无时，能多服佳。（姚大夫加黄雌鸡一头，治如食法，崔氏取鸡血和药中服之。）

译文

治妊娠后月经仍然如平常一样来，这叫漏胞，胞干便会死。用药方：

生地黄半斤切细，用清酒二升煮沸三次。去渣服汁，不定时服

用，能够多服最好。（姚大夫加一只黄雌鸡，如平常吃法治。崔氏取
鸡血和在药中服下。）

注 释

①咀：切细。

子烦第三

原文译注

竹沥汤

原文 治妊娠常苦烦闷，此是子烦。

竹沥（一升）、麦冬、防风、黄芩（各三两）、茯苓（四两）。

上五味，吹咀，以水四升，合竹沥煮取二升，分三服，不瘥再作。

译文

竹沥汤

治疗妊娠期间常常觉得烦闷，这是子烦。用竹沥汤：

竹沥一升，麦冬、防风、黄芩各三两，茯苓四两。

以上五味药，分别切碎，用水四升，合竹沥煮取二升，分为三次
服。若服后不愈，可继续服用。

心腹腰痛及胀满方第四

原文译注

原文 治妊娠心痛方：

青竹皮一升，以酒二升煮三两沸，顿服之。

治妊娠腹中痛方：

生地黄三斤，捣绞取汁，用清酒一升，合煎减半顿服，良。

治妊娠忽苦心腹痛方：

烧盐令赤热，三指撮①，酒服之立瘥。

治妊娠中恶心腹痛方：

新生鸡子二枚，破着杯中，以糯米粉和如粥，顿服。亦治妊娠猝胎动不

安，或但腰痛，或胎转抢心，或下血不止。

治妊娠腰痛方：

大豆二升，以酒三升，煮取二升，顿服之。亦治常人猝腰痛。

译文

治妊娠时心痛：

青竹皮一升，用二升酒煮沸两三次，一顿服下。

治妊娠期间腹中疼痛：

生地黄三斤，捣碎绞取汁，用清酒一升合在一起煎至一半，一次服下。

治妊娠期间忽然觉得心腹疼痛的药方：

将盐炒到极热，三指取一撮，用酒送服，病很快就能痊愈。

治妊娠中恶阻，心腹疼痛的药方：

新生鸡蛋二枚，弄破后放在杯中，用糯米粉调和成粥状，一次服下。也可治疗妊娠胎动不安，或只是腰痛，或胎转抢心，或流血不止。

治妊娠腰痛的药方：

大豆二升，用三升酒煮至二升，一次服下。也可治平常人忽然腰痛。

注　释

①三指撮：用三指取一撮。

伤寒第五

原文译注

原文 治妊娠伤寒、头痛壮热、肢节烦疼方：

石膏（八两）、大青、黄芩（各三两）、葱白（切，一升）、前胡、知母、栀子仁（各四两）。

上七味㕮咀，以水七升煮取二升半，去滓①，分五服，相去如人行七八里久再服。

治妊娠伤寒方：

葱白（十茎）、生姜（二两，切）。

上二味，以水三升，煮取一升半，顿服取汗。

译文

治妊娠期间伤寒、头痛、发热、肢节烦疼的药方：

石膏八两，大青叶、黄芩各三两，葱白（切）一升，前胡、知母、栀子各四两。

将以上七味药分别研细，用七升水煮取二升半，去渣，分成五次服用，两次服药间隔的时间大约是人步行七八里路的时间。

治妊娠伤寒方：

葱茎白十段，生姜二两（切）。

以上二味药，用水三升，煮取一升半，一次服下，然后发汗。

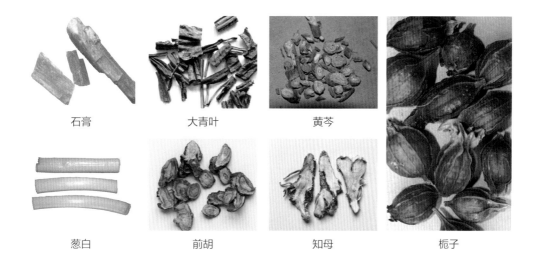

石膏	大青叶	黄芩	
葱白	前胡	知母	栀子

注 释

①滓：渣，药渣。

疟病第六

原文译注

原文 妊娠患疟①方：

恒山（二两）、甘草（一两）、黄芩（三两）、乌梅（十四枚）、石膏（八两）。

上五味㕮咀，以酒水各一升半，合渍药一宿，煮三四沸，去滓，初服六合，次服四合，后服二合，凡三服。

译文

治妊娠期间患疟疾的汤方：

常山二两，甘草一两，黄芩三两，乌梅十四枚，石膏八两。

以上五味药分别切细，用酒、水各一升半，合浸药一夜后，煮药沸三四次，去渣，初次服用六合，第二次服用四合，最后服二合，共分三次服。

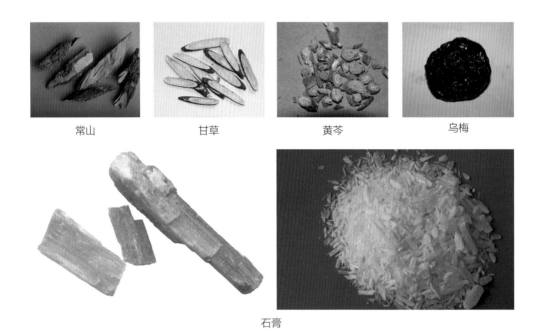

常山　　　　甘草　　　　黄芩　　　　乌梅

石膏

注　释

①疟：疟疾。

下血第七

原文译注

原文 治妊娠忽暴下血数升，胎燥不动方：

榆白皮（三两）、当归、生姜（各二两）、干地黄（四两）、葵子（一升）。

上五味㕮咀，以水五升，煮取二升半，分三服，不瘥更作服之，甚良。

译文 治妊娠期间忽然流血数升，胎燥不动的药方：

榆白皮三两，当归、生姜各二两，干地黄四两，冬葵子一升。

以上五味药分别研细，用五升水煮取二升半，分三次服用，不愈再作一剂服下，治疗效果非常好。

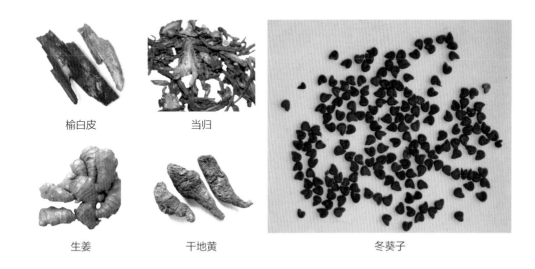

榆白皮　　　　　　　当归

生姜　　　　　　　干地黄　　　　　　　　　冬葵子

香豉汤

原文 治半产、下血不尽、苦来去烦满欲死方。

香豉一升半，以水三升煮三沸，漉①去滓，纳鹿角末一方寸匕，顿服之，须臾血自下。

鹿角烧亦得。

译文

香豉汤

治疗半产血流不尽，烦闷胀满得要死之方。

取香豉一升半，用三升水煮沸三次，滤去渣，加入研成末的鹿角一方寸匕，一次服下，一会儿血便自然流下。

鹿角烧后用也可以。

注 释

①漉：滤。

小便病第八

原文译注

原文 治妊娠小便不利方：

葵子（一升）、榆白皮（一把，切）。

上二味以水五升煮五沸，每服一升，日三。

治妊娠患子淋①方：

葵子一升，以水三升，煮取二升，分再服。

治妊娠尿血方：

黍穰烧灰，酒服方寸匕，日三。

译文

治疗妊娠期间小便不利的药方：

冬葵子一升，榆白皮（切碎）一把。

以上二味药，用五升水煮五沸即成。每次服用一升，一日三次。

治妊娠期间小便淋沥的药方：

取葵子一升，用三升水煮取二升，分成两次服用。

治妊娠期间尿中带血的药方：

取黍穰烧成灰，用酒送服方寸匕，每日服用三次。

注　释

①子淋：小便淋漓。

下痢第九

原文译注

原文 治妊娠下痢方：

人参、黄芩、酸石榴皮（各三两）、榉皮（四两）、粳米（三合）。

上五味㕮咀，以水七升，煮取二升半，分三服。

治妊娠注下不止①方：

阿胶、艾叶、酸石榴皮（各二两）。

上三味㕮咀。以水七升，煮取二升，去滓纳胶令烊，分三服。

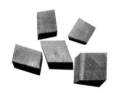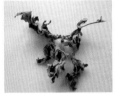

| 阿胶 | 艾叶 | 石榴皮 |

治妊娠下痢的药方：

人参、黄芩、酸石榴皮各三两，榉皮四两，粳米三合。

以上五味药分别研细，用七升水煮取二升半，分三次服用。

治妊娠期间流汗淋沥不止的药方：

阿胶、艾叶、酸石榴皮各二两。

以上三味药分别研细，用七升水煮取二升，去渣，加入阿胶烊化，分成三次服用。

注　释

①注下不止：淋漓不止。

水肿第十

原文译注

原文 治妊娠体肿有水气，心腹急满方：

茯苓、白术（各四两）、黄芩、杏仁（各三两）、旋覆花（二两）。

上五味㕮咀，以水六升，煮取二升半，分三服。

译文

治妊娠期间浮肿，心腹急满的汤方：

茯苓、白术各四两，黄芩、杏仁各三两，旋覆花二两。

以上五味药分别切细，用六升水煮取二升半，分三次服用。

鲤鱼汤

原文 治妊娠腹大①、胎间有水气方。

鲤鱼（一头，二斤），白术（五两），生姜（三两），芍药、当归（各三两），茯苓（四两）。

上六味㕮咀，以水一斗二升先煮鱼，熟澄清，取八升，纳药煎，取三升，分五服。

鲤鱼汤

治妊娠期间腹部肿大，胎间浮肿药方如下。

鲤鱼一条（重约二斤），白术五两，生姜三两，芍药、当归各三两，茯苓四两。

以上六味药分别研细，用一斗二升水先将鱼煮熟，澄清后取八升，加入其他的药煎为三升，分五次服。

原文 治妊娠毒肿方：

芜菁根洗净去皮，捣酢②和如薄泥，勿令有汁，猛火煮之二三沸，适性敷肿以帛急裹之，日再。寒时温覆。非根时用子，若肿在咽中，取汁含咽之。

译文

治妊娠毒肿的药方：

取芜菁根洗净去皮，捣烂，用醋和如薄泥，不要有汁，用猛火煮二三沸，然后薄薄地盖在肿处，迅速用帛包裹住，一天换两次；寒冷时用温暖的被子盖上。没有芜菁根时，用芜菁子代替；如果肿在咽中，可取汁含在口中慢慢咽下。

注 释

①腹大：腹部肿大。
②捣酢：捣烂。

妊娠诸病第四（二）

胎动及数堕胎第一

原文译注

原文 治妊娠胎动去血、腰腹痛方：

阿胶（二两）、川芎、当归、青竹茹（各三两）。

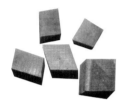

阿胶

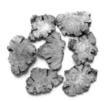

川芎

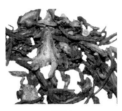

当归

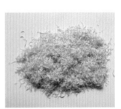

青竹茹

上四味㕮咀，以水一斗半，煮银①二斤，取六升，去银纳药煎，取二升半，纳胶令烊，分三服，不瘥仍作。

译文

治疗妊娠时胎动不安、出血、腰腹疼痛的方子：

阿胶二两，川芎、当归、青竹茹各三两。

以上四味药材咀碎成末，加一斗半的清水，二斤白银同煮，煮到剩下六升药汁，将白银拿出，继续煎煮药汁，直到剩下二升半，取阿胶放进去融开，分三次服，如果不愈继续服此方。

原文 治妊娠血下不止，名曰漏胞，血尽子死方：

干地黄，捣末，以三指撮，酒服，不过三服。

又方生地黄汁一升，以清酒四合，煮三四沸，顿服，不止频服。

译文

治疗妊娠过程中孕妇出血不止，此病叫作漏胞。孕妇血流尽、胚胎死去的方子：

干地黄捣成末，用拇指、食指、中指捏一小撮，以酒送服，不超过三服就会好。

还有一方：生地黄汁一升，与四合清酒同煮，至三四次滚沸，一次饮下。如果血止不住可再饮。

原文 治妊娠中恶心腹痛方：

新生鸡子二枚，破着杯中，以糯米粉和如粥，顿服。亦治妊娠猝胎动不安，或腰痛，或胎转抢心，或下血不止。

译文

治疗妊娠过程中孕妇恶心、肚子疼的方子：

刚刚产下的鸡蛋两枚，打入杯中，加糯米粉调成粥状，一次喝下。也可治疗孕妇胎动不安，或者腰痛，或者胎心跳动加快，或者孕妇出血不止。

原文 治妊娠体肿有水气、心腹急满方：

茯苓、白术（各四两，崔氏②无术）、黄芩、杏仁（各三两）、旋覆花（二两）。

上五味㕮咀，以水六升，煮取二升半，分三服。

译文

治疗妊娠过程中孕妇身体发肿、有水气、胸腹胀满的方子：

茯苓、白术各四两（在《崔氏纂要》中没有白术），黄芩、杏仁各三两，旋覆花二两。

以上五味药材碾碎成末，加六升清水，煮至剩余二升半，分三次服下。

注 释

①煮银：银指白银，古时中医以银为药，认为有安神止惊、去邪定五脏的作用。

②崔氏：指《崔氏纂要》的作者，著名中医。

产难第五

原文译注

原文 治产难，或半生，或胎不下，或子死腹中，或着脊①及坐草数日不产，血气上抢心，母面无颜色，气欲绝者方：

醇酒（二升）、白蜜、煎猪膏（各一升）。

上三味合煎取二升，分再服。不能再服，可随所能服之。治产后恶血不除，上抢心，痛烦急者，以地黄汁代醇酒。

治产难及日月未足而欲产者方：

知母一两为末，蜜丸如兔屎大，每服一丸，痛不止更服一丸。

译文 治疗妇人难产，或者半生，或胎衣不下，或子死腹中，或附着在脊背上，甚至几天都产不下来，血气上抢心下，母亲脸无血色，气欲断绝的药方：

醇酒二升，白蜜、煎猪膏各一升。

以上三味药一起煎取二升，分成二次服，不能服完的，可以随其所能而服下。治产后恶血不除，上抢心，痛烦急的，用地黄汁代替醇酒。

治难产，以及孕期未满而将生产的药方：

取知母一两研为末，用蜜调和成如兔屎大小的药丸，每服一丸。如果痛未停止，再服一丸。

注　释

①着脊：附着在脊背上。

子死腹中第六

原文译注

原文 凡妇人产难，死生之候，母面赤，舌青者，儿死母活。母唇口青，口两边沫出者，母子俱死。母面青，舌赤，口中沫出者，母死子活。

译文

凡是妇人难产，判断生死的证候：母亲舌头发青、脸色发红的，孩子将死母亲则能救活；母亲的嘴唇发青、嘴唇两边有唾沫流出的，母子都会死亡；母亲舌头发红、脸色发青、口中有唾沫流出的，母亲将死而孩子能救活。

珍珠汤

原文 治胎死腹中方。

熟珍珠（一两），榆白皮（切，一升）。

上二味，以苦酒三升，煮取一升，顿服之立出。

治子死腹中不出方：以牛屎涂母腹上，立出。

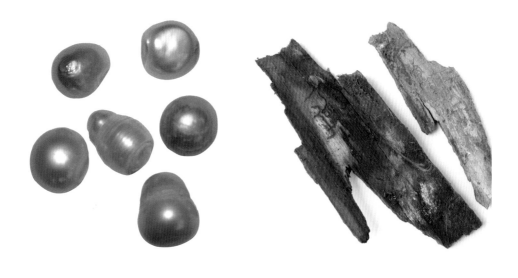

熟珍珠　　　　　　　　　　　　　　　　　　榆白皮

译文

珍珠汤

治胎死腹中的药方。

熟珍珠一两，榆白皮（切碎）一升。

以上二味药，用三升苦酒煮取一升，一次服下，死胎立即娩出。

治胎死腹中不出来的药方：将牛屎涂在母亲的肚子上，立即娩出。

逆生第七

原文译注

原文 凡产难，或儿横生、侧生，或手足先出，可以针锥刺儿手足，入一二分许，儿得痛惊转即缩，自当回顺也。

治逆生方：

以盐涂儿足底，又可急爪抓之，并以盐摩产妇腹上即愈。

治逆生及横生不出，手足先见者方：

烧蛇蜕皮为末[1]，服一刀圭，（亦云三指撮），面向东，酒服即顺。

译文 凡是生产困难、婴儿侧生、横生、手足先出的，可以用针刺婴儿的手足，针入一二分左右，婴儿受到刺痛即会收缩，自然就顺了。

治逆生方：

将盐涂在婴儿足底和产妇的腹上，也可以急搔胎儿足底。

治逆生及横生、手足先出、婴儿不出的药方：

取蛇蜕，研为末，用三指拈一撮，以温酒送服。

注 释

①末：细末。

胞胎不出第八

原文译注

牛膝汤

原文 治产儿胞衣不出、令胞烂方。

牛膝、瞿麦（各一两）、当归、通草（各一两半）、滑石（二两）、葵子（半斤）。

上六味㕮咀，以水九升，煮取三升，分三服。

牛膝汤方

治孕妇产出胎儿后胞衣不出，让胞衣破烂的药方。

牛膝、瞿麦各一两，当归、通草各一两半，滑石二两，冬葵子半斤。

以上六味药分别研细，用九升水煮取三升，分三次服。

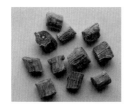
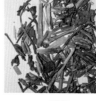
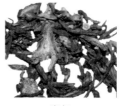
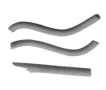

牛膝　　　　　　瞿麦　　　　　　当归　　　　　　通草

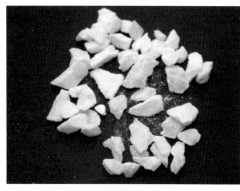
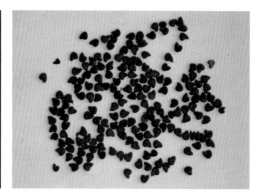

滑石　　　　　　　　　　　　　　冬葵子

下乳第九

原文译注

钟乳汤

原文 治妇人乳无汁方。

石钟乳、硝石、白石脂（各六铢）、通草（十二铢）、桔梗（半两、切）。

上五味㕮咀，以水五升煮三沸，三上三下，去滓，纳硝石，令烊①，分服。

译文

钟乳汤

治女子产后乳汁缺少的药方。

石钟乳、硝石、白石脂各六铢，通草十二铢，桔梗（切）半两。

以上五味药分别研细，用五升水煎煮，煮沸取下，放冷后再煎，反复煎三次，去渣取汁，入硝石烊化，酌量分服。

漏芦汤

原文 治妇人乳无汁方。

漏芦、通草（各二两）、石钟乳（一两）、黍米（一升）。

上四味㕮咀，米宿渍揩挞，取汁三升，煮药三沸，去滓。作饮饮之，日三。

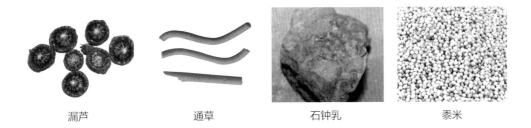

| 漏芦 | 通草 | 石钟乳 | 黍米 |

译文

漏芦汤

治妇人产后乳汁缺少的药方。

漏芦、通草各二两，石钟乳一两，黍米一升。

以上四味药分别切碎，黍米用水另浸一宿，捣搓取汁三升，入其余药煎煮三沸，去滓。作汤饮服，每日三次。

注 释

①烊：烊化。

卷三 妇人方中

【本篇精华】

1. 介绍产妇产后的注意事项及易患的疾病。
2. 论述产妇产后虚烦的治疗方法。
3. 介绍产妇中风、心腹痛、恶露不尽、下痢的治疗方法。
4. 介绍产妇产后小便频繁等疾病的治疗方法。

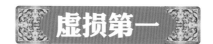

虚损第一

原文译注

原文 凡产后满百日，乃可合会①，不尔至死，虚羸百病滋长，慎之。

凡妇人皆患风气，脐下虚冷，莫不由此，早行房故也。

凡产后七日内恶血未尽，不可服汤，候脐下块散，乃进羊肉汤，痛甚切者，不在此例。后两三日消息可服泽兰丸，比至盈月②，丸尽为佳。不尔虚损，不可平复也。全极消瘦，不可救者，服五石泽兰丸。凡在蓐，须服泽兰丸补之，服法必七日外，不得早服也。

译文

凡是产后满了百日的夫妇，才能行房事。否则，产妇将会百病滋生，终身虚弱，难以痊愈，一定要警惕。

凡是妇女患有风气、脐下虚冷的病症，大都是由于产后过早行房造成的。

妇女生产后七天之内，如果恶血未尽，一定不能服汤，只有等到脐下块状消散后，才能进食羊肉汤。痛得厉害的可另当别论。产后经过三两天的休息调养以后，可进服泽兰丸。到满月的时候，以泽兰丸正好吃完为最好。否则，体内虚损就很难恢复。身体极度消瘦虚弱的产妇，可服用五石泽兰丸。未满月期间，必须服用泽兰丸来补益，而且须在生产七日以后开始服用，不得早服。

桃仁煎

治妇人产后百疾，诸气补益悦泽方。

桃仁一千二百枚，捣令细熟，以上好酒一斗五升，研滤三四遍，如作麦粥法，以极细为佳，纳长颈瓷瓶中，密塞以面封之，纳汤中煮一伏时不停火，亦勿令火猛，使瓶口常出在汤上，无令沉没，熟讫出，温酒服一合，日再服，虽丈夫亦可服也。

译文

桃仁煎

治疗妇女产后百病，能补气，泽悦容颜的药方。

将一千二百枚桃仁捣成粉末，用烧酒一斗五升研滤，反复三四遍，使成极细末，装入长颈瓷瓶中，用麦面封实瓶口，入汤液中用温火慢煮二十四小时。火不能太猛，不要让瓶口淹在水中，要将瓶口一直露在水面。煮熟后将药取出，用温酒送服一合，一日两次，男性也可服用。

注　释

①合会：行房事。
②盈月：满月。

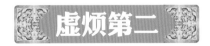

原文译注

竹根汤

原文 治产后虚烦方。

甘竹根细切一斗五升，以水二斗，煮取七升，去滓，纳小麦二升，大枣二十枚，复煮麦熟三四沸，纳甘草一两，麦门冬一升，汤成去滓，服五合，不瘥更服取瘥。短气亦服之。

译文

竹根汤

治疗产后虚烦的药方。

甘竹根切，研细，取一斗五升，加入二斗水煮取汁水七升，去渣后放入小麦二升，大枣二十枚，直到煮熟小麦。水滚过三四遍后，再加入麦门冬一升，甘草一两，汤成之后去渣。每次服五合，不愈再服直到病愈。气短者也可服用。

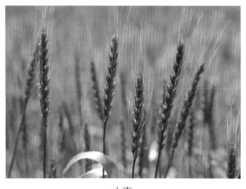

小麦　　　　　　　　　　　甘草

赤小豆散

原文 治产后虚烦、不能食、虚满方。

赤小豆三七枚，烧作末，以冷水和，马上服用。

译文

赤小豆散

治疗产后烦闷、虚弱内满、不能饮食的药方。

将二十一枚赤小豆烧制成末，用冷水调和，顿服。

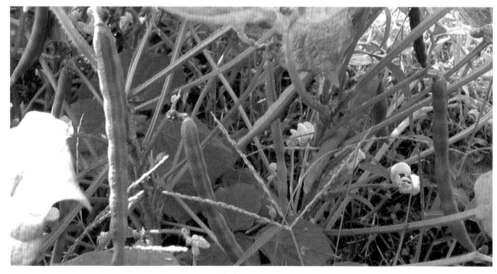

赤小豆

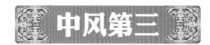

原文译注

原 凡产后角弓反张及诸风病，不得用毒药，惟宜单行一两味，亦不得大发汗，特忌转吐泻利，必死无疑。

译文

凡是产后身体像角弓反张，以及各种风症，不得用有毒性的药物治疗，只适宜单独进食一两味，不能大发汗，尤其忌转用泻下、吐痢的药，否则病人必死无疑。

大豆紫汤

原 治产后百病及中风痱痉，或背强口噤[①]，或但烦热、苦渴，或头身皆重，或身痒，剧者呕逆直视，此皆因虚风冷湿及劳伤所为方。

大豆（五升）、清酒（一斗）。

上二味，以铁铛猛火熬豆，令极热，焦烟出，以酒沃之，去滓，服一升，日夜数服，服尽，更合小汗则愈。一以去风，二则消血结。如妊娠伤折，胎死在腹中三日，服此酒即瘥。

译文

大豆紫汤

主治产后百病、外感风邪、背部强直、口不能言、滋生痱痉、烦热、口苦消渴、头身沉重、身体发痒、严重的呕逆直视等因虚风冷湿侵染身体以及劳伤造成的疾病的药方。

大豆五升，清酒一斗。

用铁锅猛火炒熟大豆，待焦烟冒出时用清酒浇豆，去渣取汁。昼夜几次，每次服一升，全部服完。微汗流出即可痉愈。此药一则可以去风，二则可消除滞血。如果妊娠伤折，胎死腹中三日，服用此酒即可愈。

甘草汤

原文 治在蓐中风，背强不得转动，名曰风痉方。

甘草、干地黄、麦门冬、麻黄（各二两）、瓜蒌根、川芎、黄芩（各三两）、杏仁（五十枚）、葛根半斤。

上九味，㕮咀，以水一斗五升酒五升合煮葛根，取八升，去滓，纳诸药，煮取三升，去滓，分再服，一剂不瘥，更合良。

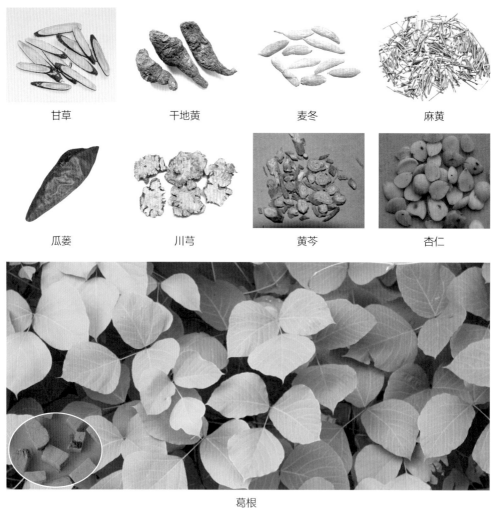

甘草   干地黄   麦冬   麻黄

瓜蒌   川芎   黄芩   杏仁

葛根

译文

甘草汤

主治产蓐中风而导致背部强硬僵直而不能转动的风痉的药方。

甘草、干地黄、麦冬、麻黄各二两，瓜蒌根、川芎、黄芩各三两，杏仁五十枚，葛根半斤。

将以上九味药切碎，用一斗五升水、五升酒合煮葛根，去渣取汁水八升，放入其余药物后煮取药汁三升，去渣，分两次服用。一剂不愈，再服一剂便好。

注　释

①口噤：口不能言。

心腹痛第四

原文译注

蜀椒汤

原文 治产后心痛，此大寒冷①所为方。

蜀椒（二合）、芍药（一两）、当归、半夏、甘草、桂心、人参、茯苓（各二两）、蜜（一升）、生姜汁五合。

上十味㕮咀，以水九升，煮椒令沸，然后纳诸药，煮取二升半，去滓，纳姜汁及蜜煎取三升，一服五合，渐加至六合，禁勿冷食。

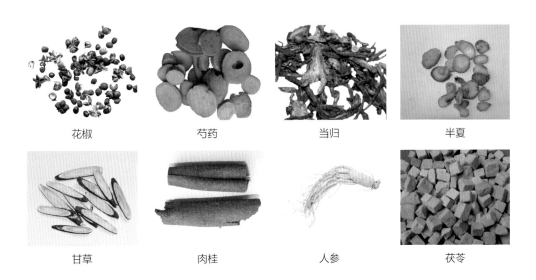

花椒　　　芍药　　　当归　　　半夏

甘草　　　肉桂　　　人参　　　茯苓

译文

蜀椒汤

治由于过度寒冷造成的产后心痛的药方。

花椒二合，芍药一两，当归、半夏、甘草、桂心（肉桂）、人参、茯苓各二两，蜜一升，生姜汁五合。

以上十味药研细，先加九升水煮蜀椒，煎沸后放入除蜜、姜汁外的其余七味药再煎，取药汁二升半，去渣，然后放入姜汁和蜜煎取三升。一次服五合，后渐渐加至六合。禁吃冷食。

干地黄汤

原文 治产后两胁满痛②，兼治百病方。

干地黄、芍药（各三两）、当归、蒲黄（各二两）、生姜（五两）、桂心（六两）、甘草（一两）、大枣二十枚。

上八味㕮咀，以水一斗，煮取二升半，去滓，分三服，日三。

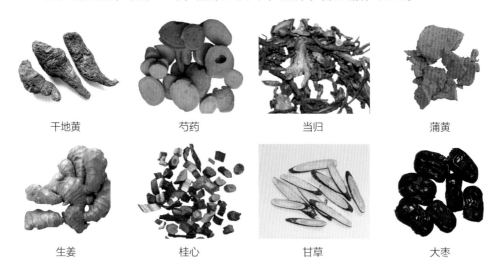

| 干地黄 | 芍药 | 当归 | 蒲黄 |
| 生姜 | 桂心 | 甘草 | 大枣 |

译文

干地黄汤

主治产后两胁胀满疼痛等，且兼治百病的药方。

干地黄、芍药各三两，当归、蒲黄各二两，生姜五两，桂心六两，甘草一两，大枣二十枚。

以上八味药研细，加水一斗煮取二升半，去渣，分三次服用，每日三次。

芍药汤

原文 治产后小腹痛方。

芍药（六两）、桂心、生姜（各三两）、甘草（二两）、胶饴（八两）、大枣（十二枚）。

上六味㕮咀，以水七升，煮取四升，去滓，纳饴令烊，分三服，日三。

译文

芍药汤

主治女人产后小腹疼痛难忍的药方。

芍药六两，桂心、生姜各三两，甘草二两，胶饴八两，大枣十二枚。

以上六味药切细，加七升水煮取四升，去渣后放进胶饴烊化，分三次服用，每日三次。

注　释

①大寒冷：过度寒冷。

②满痛：胀满疼痛。

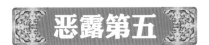

恶露第五

原文译注

干地黄汤

原文 治产后恶露不尽，除诸疾，补不足方。

干地黄（三两）、川芎、桂心、黄芪、当归（各二两）、人参、防风、茯苓、细辛、芍药、甘草（各一两）。

上十一味㕮咀，以水一斗，煮取三升，去滓，分三服，日两夜一。

译文

干地黄汤

治疗产后恶露不尽，可祛除多种疾病，补益不足的药方。

干地黄三两，川芎、桂心（肉桂）、黄芪、当归各二两，人参、防风、茯苓、细辛、芍药、甘草各一两。

以上十一味药研细，加一斗水煮取三升药汁，去渣，分三次服，白天两次，晚上一次。

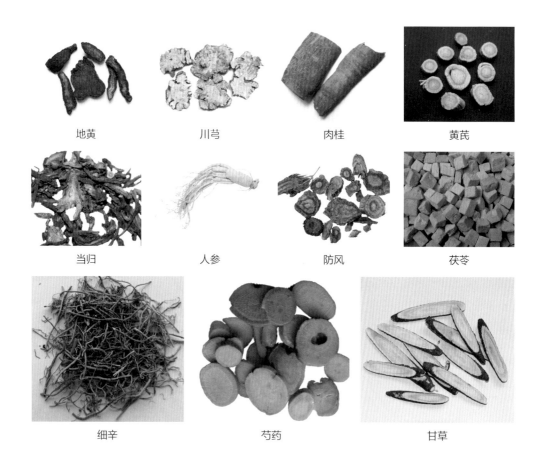

地黄	川芎	肉桂	黄芪
当归	人参	防风	茯苓
细辛	芍药	甘草	

桃仁汤

原文 治产后往来寒热、恶露不尽方。

桃仁（五两）、吴茱萸（二升）、黄芪、当归、芍药（各三两）、生姜、醍醐（百炼酥）、柴胡（各八两）。

上八味㕮咀，以酒一斗，水二升，合煮取三升，去滓，适寒温，先食服一升，日三。

译文

桃仁汤

主治产后忽寒忽热，恶露不尽的药方。

桃仁五两，吴茱萸二升，黄芪、当归、芍药各三两，生姜、醍醐

（百炼酥）、柴胡各八两。

　　将以上八味药切碎，用一斗酒、二升水合煎，取汁三升，去渣，待冷热适中后，于饭前服下一升，每日三次。

泽兰汤

原文 治产后恶露不尽、腹痛不除、小腹急痛、痛引腰背①、少气力方。

　　泽兰、当归、生地黄（各二两）、生姜（三两）、甘草（一两半）、芍药（一两）、大枣（十枚）。

　　上七味哎咀，以水九升，煮取三升，去滓，分三服，日三。

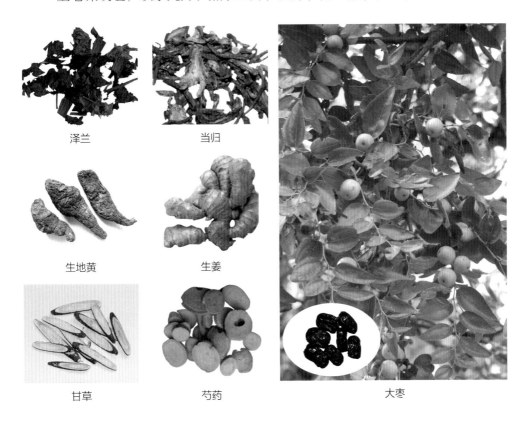

泽兰　　　　　　当归

生地黄　　　　　生姜

甘草　　　　　　芍药　　　　　　大枣

译文

泽兰汤

　　治女子产后恶露不尽，腹痛不除，小腹急痛，疼痛牵引至腰背，少气乏力的药方。

　　泽兰、当归、生地黄各二两，生姜三两，甘草一两半，芍药一两，大枣十枚。

以上七味药切碎，用九升水煮取三升，去渣，分三次服，每日三次。

注 释

①痛引腰背：疼痛牵引腰背。

下痢第六

原文译注

胶蜡汤

原文 治产后三日内下诸杂五色痢方。

阿胶、黄柏（各一两）、蜡（如博棋三枚）、当归（一两半）、黄连（二两）、陈廪米（一升）。

上六味㕮咀，以水八升煮米，蟹目沸①，去米，纳药，煮取二升，去滓，纳胶蜡，令烊，分四服，一日令尽。

译文

胶蜡汤

治产后三日内下五色杂痢的药方。

阿胶、黄柏各一两，蜡（如博棋）三枚，当归一两半，黄连二两，陈廪米一升。

以上六味药切碎，先取陈廪米用八升水煎煮，煎至沸腾冒出蟹眼般水泡，去掉米，放入其他药再煎，取汁二升，去渣，然后将阿胶和蜡放入烊化，分四次服，一日服完。

桂蜜汤

原文 治产后余寒下痢、便脓血赤白、日数十行、腹痛、时时下血方。

桂心、干姜、甘草（各二两）、附子（一两）、蜜（一升）、当归（二两）、赤石脂（十两）。

上七味㕮咀，以水六升，煮取三升，去滓，纳蜜，煎一、两沸，分三服，日三。

译文

桂蜜汤

治产后余寒导致的下痢，便赤血脓血，一天数十次，腹中时时疼痛下血的药方。

桂心（肉桂）、干姜、甘草各二两，附子一两，蜂蜜一升，当归二两，赤石脂十两。

将以上七味药切碎，用六升水煮取，取汁三升，去渣，放入蜜再煎两沸，分三次服用，每日三次。

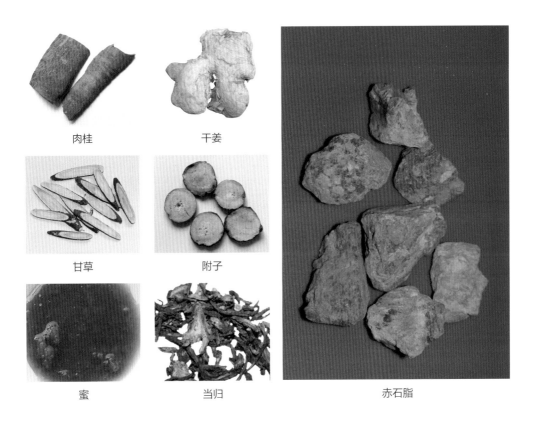

肉桂　　　　　干姜

甘草　　　　　附子

蜜　　　当归　　　　赤石脂

当归汤

原文 治产后下痢赤白、腹痛方。

当归、龙骨（各三两）、干姜、白术（各二两）、川芎（二两半）、甘草、白艾（熟者）、附子（各一两）。

上八味咬咀，以水六升，煮取二升，去滓，分三服，一日令尽。

当归汤

治产后下赤白痢、腹痛的药方。

当归、龙骨各三两，干姜、白术各二两，川芎二两半，甘草、白艾（熟者）、附子各一两。

将以上八味药切碎，用六升水煎煮，取汁二升，去渣，分三次服用，一日服完。

注　释

①蟹目沸：沸腾冒出蟹眼般的水泡。

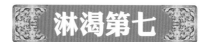
淋渴第七

原文译注

瓜蒌汤

原文 治产后小便数①兼渴方。

瓜蒌根、麦门冬、甘草、黄连（各二两）、人参、生姜（各三两）、大枣（十五枚）、桑螵蛸（二十枚）。

上八味哎咀，以水七升煮取二升半，分三服。

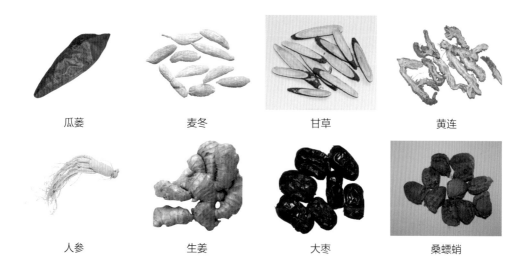

| 瓜蒌 | 麦冬 | 甘草 | 黄连 |
| 人参 | 生姜 | 大枣 | 桑螵蛸 |

译文

瓜蒌汤

治产后尿频兼口渴的药方。

瓜蒌根、麦门冬、甘草、黄连各二两，人参、生姜各三两，大枣十五枚，桑螵蛸二十枚。

将以上八味药分别切碎，用七升水煎煮，取汁二升半，分三次服用。

鸡䏶胵汤

原文 治产后小便数方。

鸡䏶胵（二十具）、鸡肠（三具，洗）、干地黄、当归、甘草（各二两）、厚朴、人参（各三两）、蒲黄（四两）、生姜（五两）、大枣（二十枚）。

上十味㕮咀，以水一斗煮鸡䏶胵及肠、大枣，取七升，去滓，纳诸药，煎取三升半，分三服。

译文

鸡䏶胵汤

治产后尿频的药方。

鸡䏶胵二十具，鸡肠（洗）三具，干地黄、当归、甘草各二两，厚朴、人参各三两，蒲黄四两，生姜五两，大枣二十枚。

将以上十味药分别切碎，先将鸡胃和鸡肠、大枣用一斗水煎煮，取汁七升，去渣，放入其他药，煎取三升半，分三次服用。

石韦汤

原文 治产后卒淋、气淋、血淋、石淋方。

石韦、黄芩、通草、甘草（各二两）、榆皮（五两）、大枣（三十枚）、葵子（二升）、白术、生姜（各三两）。

上九味㕮咀，以水八升煮取二升半，分三服。

译文

石韦汤

治产后猝然生淋，诸如气淋、血淋、石淋等的药方。

石韦、黄芩、通草、甘草各二两，榆皮五两，大枣三十枚，冬葵子二升，白术、生姜各三两。

　　将以上九味药分别切碎，用八升水煎煮，取汁二升半，分三次
服用。

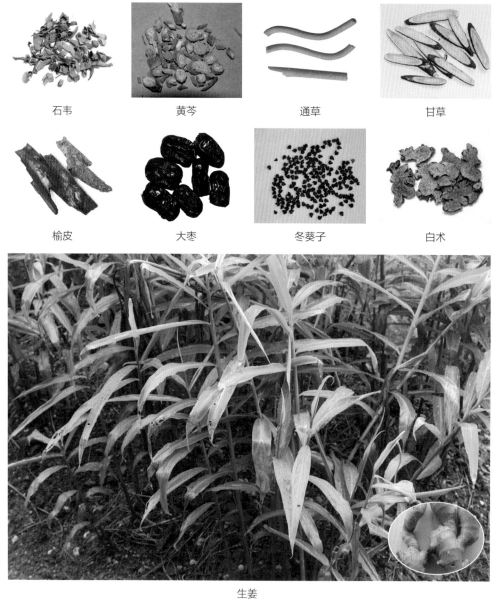

| 石韦 | 黄芩 | 通草 | 甘草 |

| 榆皮 | 大枣 | 冬葵子 | 白术 |

生姜

注 释

　　①数：频繁。

杂治第八

原文译注 ···➤

竹茹汤

原文 治妇人汗血、吐血、尿血、下血方。

竹茹（二升）、人参、芍药、桔梗、川芎、当归、甘草、桂心（各一两）、干地黄（四两）。

上九味㕮咀，以水一斗，煮取三升，分三服。

译文

竹茹汤

治妇人汗血、吐血、尿血、下血的药方。

竹茹二升，人参、芍药、桔梗、川芎、当归、甘草、桂心（肉桂）各一两，干地黄四两。

将以上九味药切碎，用一斗水煎煮，取汁三升，分三次服用。

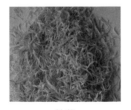
竹茹

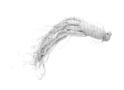
人参

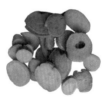
芍药

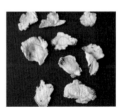
桔梗

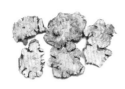
川芎

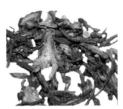
当归

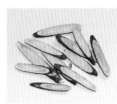
甘草

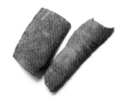
肉桂

厚朴汤

原文 治妇人下焦劳冷、膀胱肾气损弱、白汁与小便俱出方。

浓朴如手大，长四寸，以酒五升，煮两沸，去滓，取桂一尺为末，纳汁中调和，一宿勿食，且顿服之。

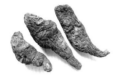
干地黄

译文

厚朴汤

治妇人下焦劳冷，膀胱肾气损弱，白带与小便一起流出的药方。

取如手掌般大小、长四寸的厚朴，用五升酒煮至两沸，去渣，取一尺桂制成药末，调和至药汁中，头天晚上勿进食，第二天清晨顿服。

温经汤

原文 治妇人小腹痛方。

茯苓（六两）、土瓜根、芍药（各三两）、薏苡仁（半升）。

上四味哎咀，以酒三升渍①一宿，旦加水七升，煎取二升，分再服。

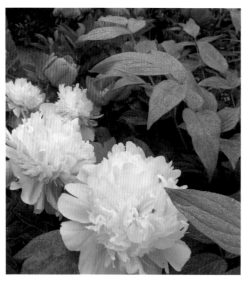

芍药

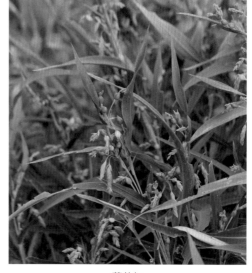

薏苡仁

译文

温经汤

治妇人小腹疼痛的药方。

茯苓六两，土瓜根、芍药各三两，薏苡仁半升。

将以上四味药研细，用三升酒浸泡一晚，早上加水七升，煎取二升药汁，分两次服用。

注 释

①渍：浸泡。

虚损第九

原文 妇人非只临产须忧，至于产后，大须将慎，危笃之至，其在于斯。勿以产时无他，乃纵心恣意，无所不犯。犯时微若秋毫，感病广于嵩岱①，何则？产后之病，难治于余病也。妇人产讫，五脏虚羸，惟得将补，不可转泻。若其有病，不须药。若行药，转更增虚，就中更虚，向生路远。所以妇人产后百日以来，极须殷勤，忧畏勿纵心犯触及即便行房。

译文

　　并非只在妇女生产之前才感觉到忧虑，其实生产之后，更需要格外注意，危险存在并发生的可能就在身边。不要因为生产时没有问题，就放任并忽略，从而不加注意。风险侵入时往往细如毫毛，可等到病情形成则犹如泰山与嵩山一样深重，这是为什么呢？因为生产之后的病，比其他病都更加难以治疗。妇人生产完毕，五脏都非常虚弱，唯有进行补养，不可令元气外泄。如果妇女产后生病，不需要用药。如果用药，则会让人变得更虚弱，中气更加虚少，想要求生就不容易了。所以，妇人生产之后百日之内，需要极细致周到的调养，不要多忧思恐惧让内心不安，以及不要过早行房事。

四顺理中丸

原文 产讫②可服此方。

　　甘草、人参、白术、干姜（各一两）。

　　上四味为末，蜜和丸如梧子大，服十丸，稍增至二十丸，新生脏虚，所以养脏气也。

译文

四顺理中丸

　　妇女生产之后就可以服用此方。

　　甘草、人参、白术、干姜各一两。

　　以上四味中药磨成末，调和白蜜做成梧子大小的药丸，每次服十九，慢慢可增加至二十九，刚刚生产完的妇女五脏虚弱，所以要调养脏气以促进健康。

羊肉汤

原文 治产后虚赢、喘乏、自汗出、腹中绞痛方。

肥羊肉（去脂，三斤）、当归（一两，姚氏用葱白）、桂心（二两）、甘草（二两）、芎（三两《子母秘录》作豉一升）、芍药（《子母秘录》作葱白）、生姜（各四两）、干地黄（五两）。

上八味，㕮咀，以水一斗半先煮肉，取七升，去肉，纳余药，煮取三升，去滓，分三服，不瘥重作。（《翼方》有葱白一斤。《子母秘录》有胸中微热加黄芩、麦门冬各一两，头痛加石膏一两，中风加防风一两，大便不利加大黄一两，小便难加葵子一两，上气咳逆加五味子一两。）

译文

羊肉汤

治疗产后身体虚弱、气喘乏力、自汗、腹中疼痛的方子。

肥羊肉（去掉肥脂）三斤，当归一两（姚氏药方中用葱白），桂心、甘草各二两，川芎三两（《子母秘录》里记录用豉一升），芍药（《子母秘录》中用葱白代替）、生姜各四两，干地黄五两。

以上八味药材咀碎，加清水一斗半先煮肉，煮到水剩下七升，把肉捞出，将中药放进去，再煮到剩下三升时，去掉药滓，分三份服用，不好可再作此药服用。（《千金翼方》里记有加一斤葱白。《子母秘录》中说胸中感觉发热的可加黄芩、麦门冬各一两，头痛的则加石膏一两，中风的要加防风一两，大便秘结不下的需加大黄一两，小便不利的加葵子一两，胸闷气逆的则加五味子一两。）

注　释

①嵩岱：为嵩山、泰山的并称。
②讫：完毕、终结的意思。

卷四 妇人方下

【本篇精华】

1. 介绍女子养颜的药方。
2. 论述女子月经不通的治疗方法。
3. 介绍女子妇科病的种类及治疗方法。
4. 介绍女子月经不调的治疗方法。

补益第一

原文译注

原文 凡妇人欲求美色①，肥白罕比，年至七十与少不殊者，勿服紫石英，令人色黑，当服钟乳泽兰丸也。

钟乳泽兰丸

治妇人久虚羸瘦、弱甚，肢体烦痛，脐下结冷，不能食，面目瘀黑，忧患不乐，百病方。

钟乳（三两）、泽兰（三两六铢）、防风（四十二铢）、人参、柏子仁、麦门冬、干地黄、石膏、石斛（各一两半）、川芎、甘草、白芷、牛膝、山茱萸、薯蓣、当归、藁本（各三十铢）、细辛、桂心（各一两）、艾叶（十八铢）。

上二十味为末，蜜丸如梧子，酒服二十丸，加至四十丸，日二服。

译文

妇女要想容貌美丽、皮肤白皙、身体丰腴无比，到七十岁还像少女一样，不要服紫石英，它令人肤色变黑，应用钟乳泽兰丸。

钟乳泽兰丸

治疗妇人久虚羸瘦，四肢及全身关节烦疼，脐下有冰冷的硬块，不能饮食面目瘀黑，忧郁不乐等百病的药方。

钟乳石三两，泽兰三两六铢，防风四十二铢，人参、柏子仁、麦冬、干地黄、石膏、石斛各一两半，川芎、甘草、白芷、牛膝、山茱萸、山药、当归、藁本各三十铢，细辛、肉桂各一两，艾叶十八铢。

将以上二十味药研成末，加蜜调和成如梧桐子般大小的药丸，每次用酒服二十丸，逐渐加至四十丸，每日服用两次。

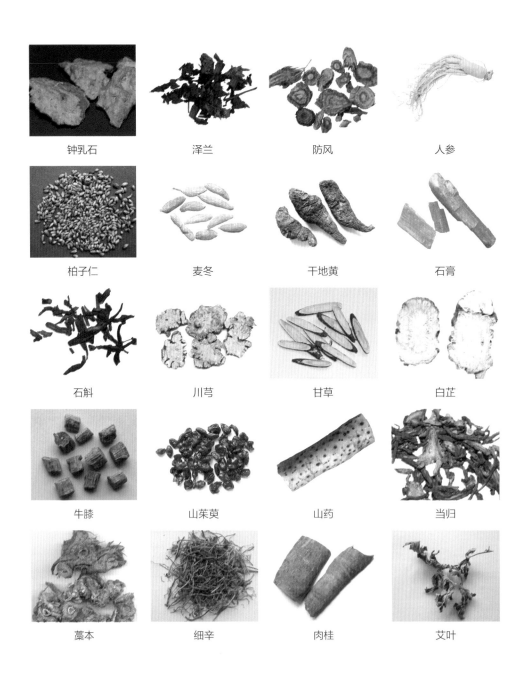

钟乳石	泽兰	防风	人参
柏子仁	麦冬	干地黄	石膏
石斛	川芎	甘草	白芷
牛膝	山茱萸	山药	当归
藁本	细辛	肉桂	艾叶

注 释

①美色：容貌美丽。

月水不通第二

原文译注

桃仁汤

原文 治妇人月水不通①方。

桃仁、朴硝、牡丹皮、射干、土瓜根、黄芩（各三两）、芍药、大黄、柴胡（各四两）、牛膝、桂心（各二两）、水蛭、虻虫（各七十枚）。

上十三味㕮咀，以水九升煮取二升半，去滓分三服。

译文

桃仁汤

治女子月经不通的药方。

桃仁、朴硝、牡丹皮、射干、土瓜根、黄芩各三两，芍药、大黄、柴胡各四两，牛膝、桂心各二两，水蛭、虻虫各七十枚。

将以上十三味药分别切碎，用九升水煎煮，取汁二升半，去渣，分三次服用。

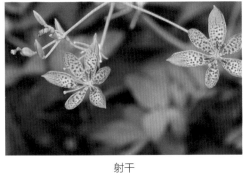

射干

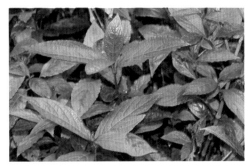

牛膝

干漆汤

原文 治月水不通、小腹坚痛不得近方。

干漆、葳蕤、芍药、细辛、附子、甘草（各一两）、当归、桂心、芒硝、黄芩（各二两）、大黄（三两）、吴茱萸（一升）。

上十二味㕮咀，以清酒一斗浸一宿，煮取三升，去滓，纳硝烊尽，分三服，相去如一炊顷。

译文

干漆汤

治女子月经不通，小腹坚痛得不能触碰的药方。

干漆、葳蕤、芍药、细辛、附子、甘草各一两，当归、桂心、芒硝、黄芩各二两，大黄三两，吴茱萸一升。

将以上十二味药分别切碎，用一斗清酒浸泡一夜，次日煎煮，取汁三升，去渣，放入芒硝烊化，分三次服用，每次间隔约半小时到一小时。

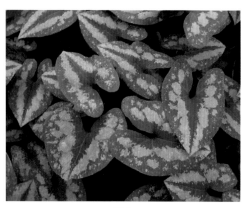

细辛

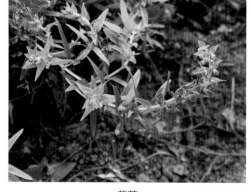

黄芩

黄芩牡丹汤

原文 治妇人从小至大月经未尝来，颜色萎黄，气力衰少，饮食无味方。

黄芩、牡丹、桃仁、瞿麦、川芎（各二两）、芍药、枳实、射干、海藻、大黄（各三两）、虻虫（七十枚）、蛴螬（十枚）、水蛭（五十枚）。

上十三味㕮咀，以水一斗，煮取三升，分三服，服两剂后，灸乳下一寸黑圆际，各五十壮。

译文

黄芩牡丹汤

治女子闭经、面色萎黄、气力衰少、饮食无味等疾病的药方。

黄芩、牡丹皮、桃仁、瞿麦、川芎各二两，芍药、枳实、射干、海藻、大黄各三两，虻虫七十枚，蛴螬十枚，水蛭五十枚。

将以上十三味药分别切碎，用一斗水煎煮，取汁三升，分三次服用。服用两剂后，灸乳头下一寸乳晕处各五十壮。

注 释

①月水不通：月经不通。

赤白带下、崩中漏下第三

原文译注

原文 诸方说三十六疾者，十二瘕①、九痛、七害、五伤、三痼不通是也。何谓十二瘕？是所下之物，一曰状如膏，二曰如黑血，三曰如紫汁，四曰如赤肉，五曰如脓痂，六曰如豆汁，七曰如葵羹，八曰如凝血，九曰如清血、血似水，十曰如米泔，十一曰如月浣乍前乍却②，十二曰经度不应期也。何谓九痛？一曰阴中痛伤，二曰阴中淋沥痛，三曰小便即痛，四曰寒冷痛，五曰经来即腹中痛，六曰气满痛，七曰汁出阴中如有虫啮痛，八曰胁下分痛，九曰腰胯痛。何谓七害？一曰窍孔痛不利，二曰中寒热痛，三曰小腹急坚痛，四曰脏不仁，五曰子门不端引背痛，六曰月浣乍多乍少，七曰害吐。何谓五伤？一曰两胁支满痛，二曰心痛引胁，三曰气结不通，四曰邪思泄利，五曰前后痼寒。何谓三痼？一曰羸瘦不生肌肤，二曰绝产乳，三曰经水闭塞。病有异同具治之方。

译文 诸方所提到的妇人三十六种疾病，包括十二种癥瘕、九种痛症、七种害病、五种伤病和三种痼疾不通。什么叫作十二种癥瘕？它是指妇人流下的恶物，一是如膏的形状，二是黑色的血，三是紫色的汁，四是赤色的肉，五是浓痂，六是豆汁，七是如葵羹，八是如凝血，九是如水一样的清血，十是如同米泔，十一是月经有时提前有时推后，十二是月经周期不对应。哪些被称为九种痛症？一是阴中伤痛，二是阴中淋沥痛，三是小便疼痛，四是寒冷痛，五是月经来时腹中痛，六是气满痛，七是带下从阴中流出如虫啮痛，八是胁下皮肤痛，九是腰胯痛。什么是七种害病？一是阴道疼痛不止，二是感受了寒热痛，三是小腹急坚痛，四是脏不仁，五是子门不端引起背痛，六是月经时多时少，七是呕吐不已。什么是五种伤病？一是两肋支撑时胀满痛，二是心痛牵引到脊背疼痛，三是体内气郁结不通，四是思邪泻痢，五是前后病寒。什么叫做三种痼疾不通？一是瘦弱不生肌肤，二是不能生产和哺乳，三是月经闭塞。何以，妇科病有多种，要根据具体的情况来治疗。

赤石脂丸

原文 治女人腹中十二疾，一曰经水不时，二曰经来如清水，三曰经水不通，四曰不周时，五曰生不乳，六曰绝无子，七曰阴阳减少，八曰腹苦痛如刺，九曰阴中冷，十曰子门相引痛，十一曰经来冻如葵汁状，十二曰腰急痛。凡此十二病，得之时，因与夫卧起，月经不去，或卧湿冷地，及以冷水洗浴，当时取快，而后生百病，或疮痍未瘥，便合阴阳，及起早作劳，衣单席薄，寒从下入方。

赤石脂、半夏（各一两六铢）、川椒、干姜、吴茱萸、当归、桂心、丹参、白蔹、防风（各一两）、藋芦（半两）。

上十一味为末，蜜和丸如梧子大，每日空心酒服十丸，日三。

译文

赤石脂丸

治女人腹中十二疾，即：一是月经时来时止；二是月经如清水；三是月经不通；四是月经无周期；五是生育后没有乳汁；六是断绝无子；七是性欲减退；八是腹痛如刺；九是阴中寒；十是阴道牵掣作痛；十一是月经来时冰冷如葵汁状；十二是腰部急痛。这十二种病发作，多因经期与丈夫同房，或躺卧在湿冷的地方，或用冷水洗浴，只为了获得一时的快感而百病滋生，或疮痍未愈便行房事，或起早劳作时，衣单席薄，寒气从阴部侵入。

赤石脂、半夏各一两六铢，花椒、干姜、吴茱萸、当归、肉桂、丹参、白蔹、防风各一两，藋芦半两。

将以上十一味药分别研为细末，用蜜调和，制成梧桐子般大小的药丸，空腹用酒服下十九，每日三次。

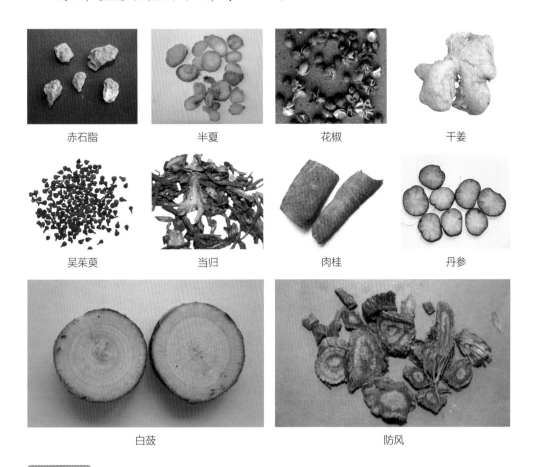

| 赤石脂 | 半夏 | 花椒 | 干姜 |

| 吴茱萸 | 当归 | 肉桂 | 丹参 |

| 白蔹 | | 防风 | |

月经不调第四

原文译注

杏仁汤

原文 治月经不调，或一月再来，或两月三月一来，或月前或月后，闭塞不通方。

杏仁（二两）、桃仁（一两）、大黄（三两）、水蛭、虻虫（各三十枚）。

上五味㕮咀，以水六升，煮取二升，分三服。一服当有物随大小便有所下，下多者止之，少者勿止，尽三服。

杏仁汤

治月经不调，或一月来两次，或两三个月来一次，或月前或月后，闭塞不通。

杏仁二两，桃仁一两，大黄三两，水蛭、虻虫各三十枚。

将以上五味药分别研碎，用六升水煎煮，取汁二升，分三次服用。服用一次后应当有物随大小便一起下，若下得多，就不再服药；若下得少，就继续服完。

卷五 少小婴孺方

【本篇精华】

1. 介绍婴幼儿的发育过程及其注意事项。

2. 论述小儿出生时的注意事项。

3. 介绍小儿惊痫的症状及治疗方法。

4. 介绍小儿患客忤病的原因及治疗方法。

5. 介绍小儿患伤寒、咳嗽、腹胀等各种病症的原因及治疗方法。

序例第一

原文译注

原文 凡儿生三十二日始变，变者身热①也。至六十四日再变，变且蒸，其状卧端正也。至九十六日三变，定者候丹孔出而泄。至一百二十八日四变，变且蒸，以能咳笑也。至一百六十日五变，以成机关也。至一百九十二日六变，变且蒸，五机成②也。至二百二十四日七变，以能匍匐也。至二百五十六日八变，变且蒸，以知欲学语也。至二百八十八日九变，以亭亭然也。凡小儿生至二百八十八日九变四蒸也，当其变之日，慎不可妄治之，则加其疾。

变且蒸者是儿送迎月也，蒸者甚热而脉乱，汗出是也。近者五日歇，远者八九日歇也。当是蒸上不可灸刺妄治之也。

译文 小孩出生三十二天就开始变，即身体发热。到了六十四天第二变，并伴随着蒸，症状是端正睡卧。到九十六天第三变，定者候丹孔出而泄。到一百二十八天第四变，变伴着蒸，于是孩子能够笑着应和人。到一百六十天第五变，孩子身体的关节已能发挥功能。到一百九十二天第六变，变伴有蒸，孩子五脏已长成。到二百二十四天第七变，能够匍匐前行。到二百五十六天第八变，变伴有蒸，此时孩子开始学习说话。到二百八十八天第九变，孩子就可以站了。小孩在出生后二百八十八天，就已有九变四蒸，在变的日子里，不可妄加施治，以避免加重病症。

变且伴有蒸的，则是小孩的送迎月份。蒸表现为发热且脉象乱，出汗的症状，短的五天就消，长的八九天就消。在孩子蒸的日子里，万不能妄用艾灸、针刺治疗。

黑散

原文 治小儿变蒸中挟时行温病，或非变蒸时而得时行者方。

麻黄、杏仁（各半两）、大黄（六铢）。

上三味，先捣麻黄大黄为散，再研杏仁如脂，乃细细纳散，又捣，令调和纳密器中。一月儿服小豆大一枚，以乳汁和服，抱令得汗，汗出温粉粉之，勿使见风。百日儿服如枣核，以儿大小量之。

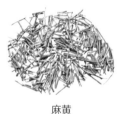
麻黄

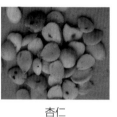
杏仁

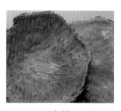
大黄

译文

黑散

治疗小孩变蒸期间伴有时下流行的温病，或在非变蒸期间患有时下流行的热病的药方。

麻黄、杏仁各半两，大黄六铢。

以上三味药，先将麻黄、大黄捣为细末，再将杏仁研制成膏，细细放入麻黄、大黄细末，再捣研均匀，放入密闭容器中。一月大的小孩服用小豆大小的一枚，用乳汁拌和服下，并抱紧小孩让他出汗，汗出后扑上温粉，不要让孩子见风。百日的小孩服用如枣核般大小的量。根据孩子的大小来决定药量。

注释

①身热：身体发热。

②五机成：五脏已长成。

初生出腹第二

原文译注

原文 小儿初生，先以绵裹指①，拭儿口中及舌上青泥恶血，此为之玉衡。若不急拭，啼声一发，即入腹成百疾矣。

儿生落地不作声者，取暖水一器灌之，须臾当啼。儿生不作声者，此由难产少气故也，可取儿脐带向身却捋之，令气入腹，仍呵之至百度②，啼声自发；亦可以葱白徐徐鞭之，即啼。

译文

　　小儿刚生下来，在发啼声之前，应该赶紧用棉布缠住手指，拭去他口中和舌上如青泥样的恶血，这称为玉衡。如果不赶紧拭去，等孩子啼声一发，便会将其吞入腹中而滋生百病。

　　小儿落地不哭的，取少量热水灌进去，很快就会出声了。小儿生下来不出声，是由于难产少气，可将婴儿的脐带在他身上向后捋捋，让气吸入腹内，并朝他呵气百来次，啼哭声很快就会响起；或用葱白慢慢鞭打他，便会有啼声。

浴儿法

原文 凡浴小儿汤极须令冷热调和，冷热失所，令儿惊，亦致五脏之疾也。凡儿冬不可久浴，浴久则伤寒。夏不可久浴，浴久则伤热。数浴背冷，则发痫。若不浴，又令儿毛落。新生浴儿者，以猪胆一枚，取汁投汤中以浴儿，终身不患疮疥。勿以杂水浴之。

译文

浴儿法

　　给小儿洗浴的水，一定要保证冷热适中，否则会使小儿受惊，甚至导致小儿五脏生病。另外，无论在冬天还是夏天，小儿都不能久浴，冬天洗浴时间长了容易受伤寒，而夏天则会伤热。洗浴次数太多会使小儿背部受冷而引发癫痫。但是如果不洗，又会使小儿毛发脱落。给新生儿洗浴时，应取一枚猪胆，将胆汁倒入水中，再用

此水给小儿洗浴，可使小儿终生不患疮疥。切记不要用杂水给小儿
洗浴。

注　释

①绵裹指：用棉布缠住手指。

②百度：百来次。

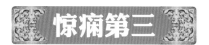

惊痫第三

原文译注

原文 少小所以有痫病及痉病者，皆由脏气不平故也。新生即痫者，是其五脏不
收敛，血气不聚，五脉不流①，骨怯不成②也，多不全育。其一月四十日以上至
期岁而痫者，亦由乳养失理，血气不和，风邪所中也，病先身热，掣、惊啼叫
唤而后发痫。

译文

　　人在小时候之所以会有痫病以及痉病，都是因为脏气不平所致。有
些小儿刚生下来就有痫病，是因为他的五脏没有收敛，血气没有凝聚，五
脉不流通，骨节没有长成，身体还没有发育好。小儿在一个月或四十天
以上至一周岁内生痫病的，是由于乳养失调、血气不和、感受风邪的缘
故。痫病发作时先是身体发热、筋脉抽搐、啼哭不止，然后开始发痫病。

大黄汤

原文 治少小风痫积聚，腹痛天矫，二十五痫方。

大黄、人参、细辛、干姜、当归、柑皮（各三铢）。

上六味哎咀，以水一升煮取四合，服之如枣许大，日三。

译文

大黄汤

治少小风痫积聚，屈曲腹痛，二十五痫的药方。

大黄、人参、当归、细辛、干姜、柑皮（陈皮）各三铢。

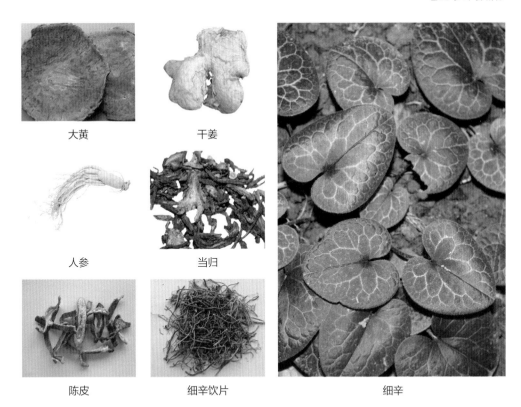

大黄

干姜

人参

当归

陈皮

细辛饮片

细辛

以上六味研细，加一升水煮取四合药汁，每次服用如枣子般大小，一日三次。

注　释

①流：流通。

②骨怯不成：骨节没有长成。

伤寒第四

原文译注

原文 夫小儿未能冒涉①霜雪，乃不病伤寒也，大人解脱之久，伤于寒冷，则不论耳，然天行非节之气，其亦得之，有时行疾疫之年，小儿出腹，但患斑者也，治其时行节度，故如大人法，但用药，分剂少异，药小冷耳。

译文

　　小儿未经历过霜雪，就不会生伤寒病。但若不按自然运行的节气规律，大人也会受伤害。病疫流行的时节，小儿一生下来就患有斑的，和大人一样按照流行疾病的节度治疗，不过用药且稍有不同，药性稍冷而已。

麦门冬汤

原文 治小儿未满百日伤寒，鼻衄②身热呕逆方。

　　麦门冬（十八铢）、石膏、寒水石、甘草（各半两）、桂心（八铢）。

　　上五味㕮咀，以水二升半，煮取一升，每服一合，日三。

译文

麦门冬汤

　　治小儿未满百日而伤寒，鼻中流血，身体发热，呕逆的药方。

　　麦冬十八铢，石膏、寒水石、甘草各半两，桂心（肉桂）八铢。

　　以上五味药分别研细，加二升半水，煮取一升药汁，每次服用一合，一日三次。

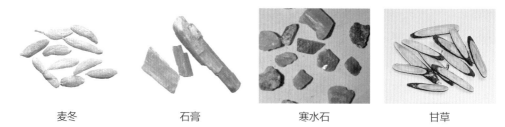

麦冬　　　　　　石膏　　　　　　寒水石　　　　　　甘草

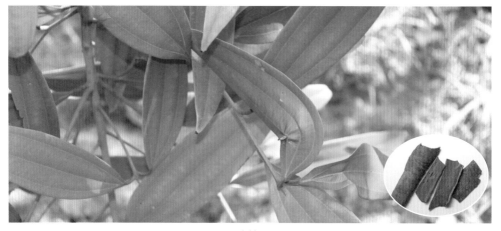

肉桂

注 释

①冒涉：经历。
②鼻衄：鼻中流血。

咳嗽第五

原文译注

原文 小儿出胎二百许日，头身患小小疮，治护小瘥，复发，五月中忽小小咳嗽，微温和治之，因变痫，一日二十过发，四肢缩动，背脊噤喁①，眼反②，须臾气绝，良久复苏，已与常治痫汤，得快吐下，尔后单饮竹沥汁，稍进，一日一夕中合进一升许，发时小疏，明日与此竹沥汤，得吐下，发便大折，其间犹稍稍与竹沥汁。

译文

　　小孩子出生二百天左右时，头部和身上长出许多小疮，稍稍治愈但不久却复发。孩子满五个月时突然有点咳嗽，用温和的药物治疗，却导致痫病。一天发作二十余次，四肢挛缩，背脊屈曲拘急，直翻白眼，甚至没有了呼吸，许久这后又苏醒过来。连续几天用治痫病的药，让他服用后尽快呕吐泻下，再慢慢单饮竹沥汤，二十四小时共服一升左右。这样，病情开始缓解，发病间隔也会延长，第二天再服剩下的竹沥汤使其吐下，发病的时间间隔就会更加延长。在这段时间内，等他不吐时，再让他慢饮一些竹沥汁。

竹沥汤

原文 竹沥（五合）、黄芩（三十铢）、木防己、羚羊角、白术（各六铢）、大黄（二两）、茵芋（三铢）、麻黄、白薇、桑寄生、萆薢、甘草（各半两）。

　　上十二味㕮咀，以水二升半，煮取药减半，纳竹沥，煎取一升，分服二合，相去一食久。进一服。

竹沥汤

竹沥五合，黄芩三十铢，木防己、羚羊角、白术各六铢，大黄二两，茵芋三铢，麻黄、白薇、桑寄生、草薢、甘草各半两。

以上十二味药切碎，用二升半水煎煮，煎到药汁减半，放入竹沥再煎，取汁一升。每次服二合，两服间隔约一小时。

注　释

①嘤嚅：屈曲拘急。

②眼反：翻白眼。

癖结胀满第六

原文译注

地黄丸

原文 治少小胃气不调、不嗜食生肌肉方。

干地黄、大黄（各一两六铢）、茯苓（十八铢）、当归、柴胡、杏仁（各半两）。

上六味为末，以蜜丸如麻子大，服五丸，日三。

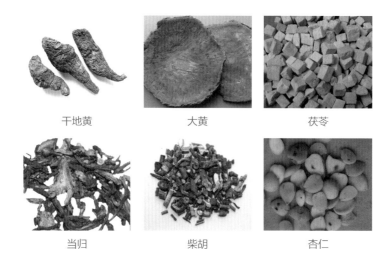

干地黄　　　　　　大黄　　　　　　茯苓

当归　　　　　　柴胡　　　　　　杏仁

译文

地黄丸

治疗小儿面黄肌瘦、胃气不和导致的吃不下饭的药方。

干地黄、大黄各一两六铢，茯苓十八铢，当归、柴胡、杏仁各半两。

将以上六味药分别研为细末，加蜜调成如麻子大小的丸。每日服用五丸，一日三次。

藿香汤

原文 治毒瓦斯吐下，腹胀逆害乳哺方。

藿香（一两）、生姜（三两）、青竹茹、甘草（各半两）。

上四味哎咀，以水二升，煮取八合，每服一合，日三，有热加升麻半两。

译文

藿香汤

治小儿因伤于毒气而导致的吐泻腹胀、不能哺乳的药方。

藿香一两，生姜三两，竹茹、甘草各半两。

将以上四味药分别切碎，用二升水煎煮，取汁八合，每次服用一合，每日三次。如果发热，可加升麻半两。

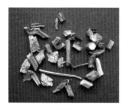 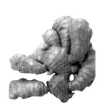 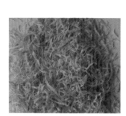 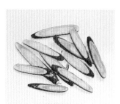

| 藿香 | 生姜 | 竹茹 | 甘草 |

痈疽瘰第七

原文译注

漏芦汤

原文 治小儿热毒痈疽，赤白诸丹毒疮疖方。

漏芦、连翘、白蔹、芒硝、甘草（各六铢）、大黄一两、升麻、枳实、麻黄、黄芩（各九铢）。

上十味哎咀，以水一升半，煎取五合，以儿大小量之。

漏芦汤

治疗小儿因热毒而导致的痈疽、丹毒、疮疖等疾病的药方。

漏芦、连翘、白蔹、芒硝、甘草各六铢，大黄一两，升麻、枳实、麻黄、黄芩各九铢。

将以上十味药研细，用水一升半，煎煮五合。根据患儿年龄大小酌量服用。

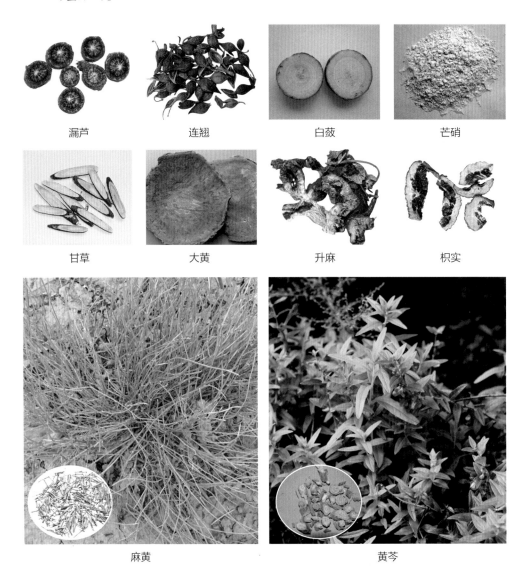

| 漏芦 | 连翘 | 白蔹 | 芒硝 |

| 甘草 | 大黄 | 升麻 | 枳实 |

麻黄

黄芩

小儿杂病第八

原文 治小儿脐中生疮方：

桑汁敷乳上，使儿饮之。

治小儿脐赤肿方：

杏仁（半两）、猪颊车髓（十八铢）。

上二味先研杏仁如脂①，和髓敷脐中肿上。

译文

治小儿脐中生疮的药方：

将桑汁涂在母乳上，让孩子吸乳。

治小儿脐红肿的药方：

杏仁半两，猪颊车髓十八铢。

以上二味药，先将杏仁研成脂状，再调和猪髓敷在脐中红肿的

地方。

注 释

①如脂：如同脂状。

卷六 七窍病

【本篇精华】

1. 论述眼疾的种类、原因及治疗方法。
2. 介绍鼻病的治疗方法。
3. 介绍口病、舌病、唇病、齿病、喉病、耳疾、面病的治疗方法。

目病第一

原文译注

原文 凡人年四十五以后，渐觉眼暗①，至六十以后，还渐目明。治之法，五十以前，可服泻肝汤，五十以后，不可泻肝，目中有疾，可敷石胆散药等，无病不敷散，但补肝而已，自有肝中有风热，令人眼昏暗者，当灸肝俞，及服除风汤丸散数十剂，当愈。

译文 人到四五十岁以后，就会渐渐感觉到眼睛昏花，而六十岁以后，还有的渐渐失明。治疗的方法是：五十岁之前，可以服用泻肝汤；五十岁以后，就不宜再服。若眼中有病，可以敷石胆散药等；眼中没病的，不需要敷散药，只要补肝就行了。如果因为肝中有风热而使人眼睛昏暗的，应当针灸肝俞穴五百壮，以及服用除风汤丸散几十剂，就可以痊愈。

补肝丸

原文 治眼暗不明，寒则泪出，肝痹所损方。

兔肝（二具）、柏子仁、干地黄、茯苓、细辛、蕤仁、枸杞子（各一两六铢）、防风、川芎、薯蓣（各一两）、车前子（二合）、五味子（十八铢）、甘草（半两）、菟丝子（一合）。

上十四味末之，蜜丸。酒服，如梧子二十丸，日再服，加至四十丸。

译文

补肝丸

治肝脾损伤所致的眼目昏暗、视物不明、遇寒流泪等的药方。

兔肝二具，柏子仁、干地黄、茯苓、细辛、蕤仁、枸杞子各一两六铢，防风、川芎、薯蓣各一两，车前子二合，五味子十八铢，甘草半两，菟丝子一合。

将以上十四味药研成细末，用蜜调和，制成梧桐子大小的药丸。每次用酒送服二十丸，一日两次。可逐渐加量至四十丸。

注 释 ─────────────────────

①眼暗：眼睛昏花。

鼻病第二

注 释 ─────────────────────

通草散

原文 治鼻中息肉不通利。

通草（半两）、矾石（一两）、珍珠（一两）。

上三味末之，捻绵如枣核，取药如小豆，着绵头，纳鼻中，日三易之。

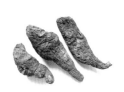
干地黄

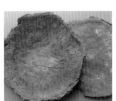
大黄

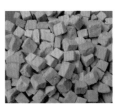
茯苓

译文

通草散

治鼻中息肉、鼻不通利的药方。

通草半两，矾石一两，珍珠一两。

将以上三味药分别研成细末，将丝绵捻如枣核，每次蘸取小豆大小的药末放入鼻中，每日换药三次。

生地黄汤

 主衄方。

生地黄（八两）、黄芩（一两）、阿胶（二两）、柏叶（一把）、甘草（二两）。

上五味哎咀。以水七升，煮取三升，去滓，纳胶煎取二升半，分三服。

译文

生地黄汤

治鼻出血的药方。

生地黄八两，黄芩一两，阿胶二两，侧柏叶一把，甘草二两。

将以上五味药研碎，用七升水煎煮除阿胶外的四味药，取汁三升，去渣，加入阿胶煎取二升半，分三次服用。

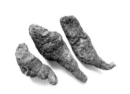 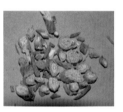 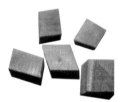 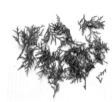

生地黄　　　　　　黄芩　　　　　　阿胶　　　　　　侧柏叶

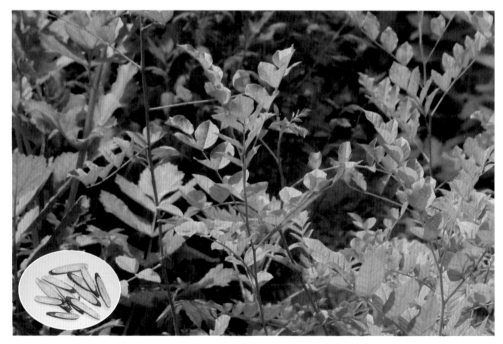

甘草

口病第三

原文译注

原文 凡患口疮及齿，禁油、面、酒、酱、酸、醋、咸、腻、干枣，瘥后仍慎之。若不久慎，寻手再发[①]，发即难瘥。蔷薇根，角蒿，为口疮之神药，人不知之。

凡口中、面上息肉转大，以刀决溃去脓血，即愈。

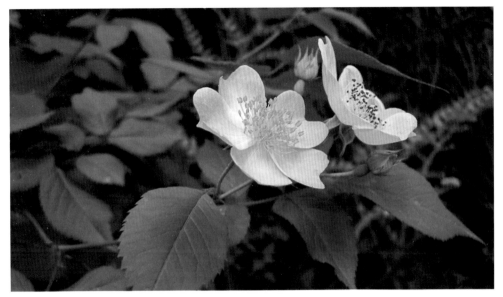

蔷薇

译文

　　凡是患有口疮及牙齿有病的人，应当禁油、面、酒、酱、酸醋、咸、腻、干枣摄入，即使病愈，仍要谨慎。若不长期注意饮食，病极易复发，复发后就很难治愈了。蔷薇根、角蒿是治疗口疮的神药，很多人不知道人们需知道。

　　如果口中或面上的息肉变大时，用刀挑破，除去脓血，就能痊愈。

甘草丸

原文 治口中热干。

甘草、人参、半夏、生姜、乌梅肉（各二两半）、枣膏（二两半）。

上六味末之，蜜丸如弹子大，旋含咽汁，日三。

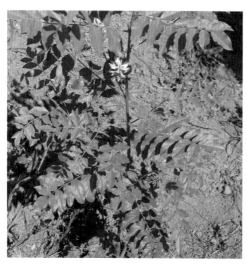

甘草（原植物）

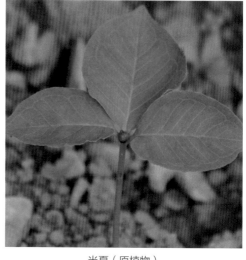

半夏（原植物）

译文

甘草丸

治口中热干的药方。

甘草、人参、半夏、生姜、乌梅肉各二两半，枣膏二两半。

将以上六味药研为细末，用蜜调和，制成弹子大小的丸，慢慢含化咽下，每日三次。

注释

①发：（旧病）复发。

舌病第四

原文译注

原文 舌主心脏，热即应舌生疮裂破，引唇揭赤，升麻煎泄热方。

蜀升麻、射干（各三两）、柏叶（切一升）、大青（二两）、苦竹叶（切五合）、赤蜜（八合）、生芦根、蔷薇根、白皮（各五两）、生玄参汁（三合）、地黄汁（五合）。

上十味㕮咀，以水四升，煮取一升，去滓，下玄参汁，令两沸，次下地黄汁，两沸，次下蜜，煎取一升七合，绵①惹取汁，安舌上含，细细咽之。

译文 舌受制于心脏，心脏有热就表现于舌，使令舌生疮或裂破，红唇外翻，治疗时用升麻煎泄热方。

蜀升麻、射干各三两，侧柏叶（切）一升，大青二两，苦竹叶（切）五合，赤蜜八合，生芦根、蔷薇根、桑白皮各五两，生玄参汁三合，地黄汁五合。

以上十味药分别切细，加水四升煎煮，取药汁一升，去渣，先加入玄参汁熬沸两次，再加入蜜煎取一升七合，用药棉蘸取药汁，放在舌上含住，细细吞咽。

注 释

①绵：药棉。

唇病第五

原文译注

润脾膏

原文 治脾热唇焦枯无润方。

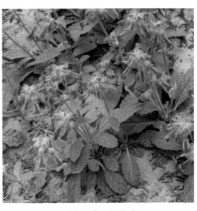

生地黄汁（一升）、生麦门冬（四两）、生天门冬（切一升）、葳蕤（四两）、细辛、甘草、川芎、白术（各二两）、黄芪、升麻（各三两）、猪膏（三升）。

上十一味吹咀，诸药苦酒淹一宿，绵裹药，临煎下生地黄汁，与猪膏共煎取膏鸣，水气尽去滓，取细细含之。

地黄（原植物）

译文

润脾膏

治疗由脾热导致的口唇焦干的药方。

生地黄汁一升，生麦门冬四两，生天门冬（切）一升，葳蕤四两，细辛、甘草、川芎、白术各二两，黄芪、升麻各三两，猪膏三升。

将以上十一味药分别研细，用苦酒浸泡一夜，再用药棉包住，临熬时加入猪膏和生地黄汁，熬至水蒸尽为止，去渣后取药膏细细含咽。

齿病第六

原文译注

原文 治龋齿及虫痛方。

白附子、知母、细辛（各六铢）、川芎、高良姜（各十二铢）。

上五味末之，以绵裹少许着齿上，有汁吐出，一日两度[①]，含之，亦治口气。

译文

治龋齿及虫痛的药方。

白附子、知母、细辛各六铢，川芎、高良姜各十二铢。

将以上五味药研成细末，用药棉裹少许置于牙齿上，有汁就吐出，一天含两遍。此方也能治口中异气。

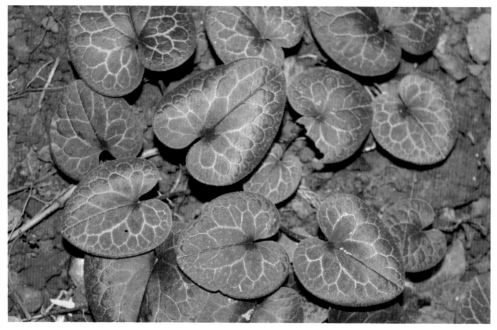

细辛（原植物）

含漱汤

原文 治齿痛方。

独活（三两）、黄芩、川芎、细辛、荜茇（各二两）、当归（三两）、丁香（一两）。

上七味㕮咀。以水五升，煮取二升半，去滓含嗽之，须臾闷乃吐，更含之。

译文

含漱汤

治疗牙痛的药方。

独活三两，黄芩、川芎、细辛、荜茇各二两，当归三两，丁香一两。

以上七味药研细，用五升水煎煮，取汁二升半，去渣后漱口，一段时间后吐掉再含。

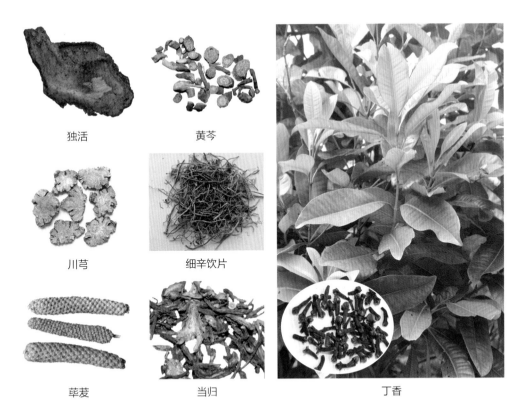

独活　　　　黄芩

川芎　　　　细辛饮片

荜茇　　　　当归　　　　丁香

注 释

①一日两度：一日两次。

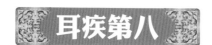

喉病第七

原文译注

原文 喉咙者，脾胃之候，若脏热，喉则肿塞，神气不通，乌扇膏主之方。

生乌（十两）、升麻（三两）、羚羊角（二两）、蔷薇根（切，一升）、艾叶（六铢，生者尤佳）、芍药（二两）、通草（二两）、生地黄（切五合）、猪脂（二斤）。

上九味咬咀。绵裹，苦酒一升，淹浸一宿，纳猪脂中，微火煎取，苦酒尽，膏不鸣为度，去滓，薄绵裹膏似大杏仁，纳喉中，细细吞之。

译文

喉咙，是脾胃的外在证候。如果脾脏热，喉咙就会肿塞，气就不畅通，可用乌扇膏来治疗，药方如下：

生乌十两，升麻三两，羚羊角二两，蔷薇根（切）一升，艾叶（生者尤佳）六铢，芍药二两，通草二两，生地黄（切）五合，猪脂二斤。

以上九味药分别切细，用药棉裹住，以一升苦酒浸泡一晚上，再纳入猪脂，用微火熬，以苦酒被熬尽，膏不发出响声为止，然后去掉药渣，用薄绵裹膏似大杏仁那么大，纳入喉中，细细吞下。

耳疾第八

原文译注

原文 治肾热背急挛痛，耳脓血出，或生肉塞之，不闻人声方。

磁石、白术、牡蛎（各五两）、甘草（一两）、生麦门冬（六两）、生地黄汁（一升）、芍药（四两）、葱白（一升）、大枣（十五枚）。

上九味咬咀。以水九升，煮取三升，分三服。

译文 治肾热背急挛痛，耳脓流血，或生肉肿塞，耳朵听不到声音的药方。

磁石、白术、牡蛎各五两，甘草一两，生麦冬六两，生地黄汁一升，芍药四两，葱白一升，大枣十五枚。

将以上九味药分别切碎，用九升水煎煮，取汁三升，分三次服用。

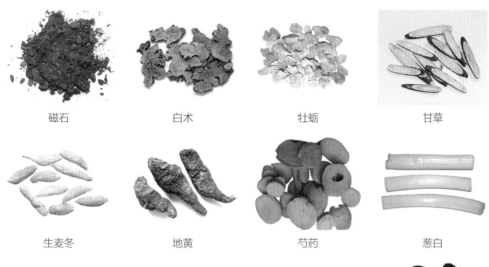

磁石　　　　　　白术　　　　　　牡蛎　　　　　　甘草

生麦冬　　　　　地黄　　　　　　芍药　　　　　　葱白

原文 治肾热，面黑目白，肾气内伤，耳鸣吼闹，短气，四肢疼痛，腰背相引，小便黄赤方。

羊肾（一具治如食法）、白术（五两）、生姜（六两）、玄参（四两）、泽泻（二两）、芍药、茯苓（各三两）、淡竹叶（切二升）、生地黄（切一升）。

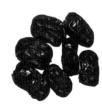

大枣

上九味哎咀。以水二斗煮羊肾、竹叶，取一斗，去滓澄之，下药，煮取三升，分三服，不已，三日更服一剂。

译文 治肾热，脸黑，目白，肾气内伤，耳鸣吼闹，气短，四肢疼痛，腰背相引疼痛，小便黄赤的药方。

羊肾（如食用法治净）一具，白术五两，生姜六两，玄参四两，泽泻二两，芍药、茯苓各三两，淡竹叶（切）二升，生地黄（切）一升。

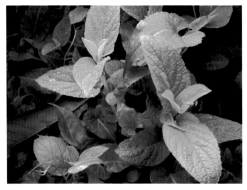
玄参（原植物）

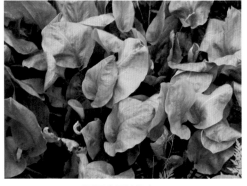
泽泻（原植物）

将以上九味药分别切细，用二斗水煮羊肾、竹叶，取汤药一斗，去药渣澄清，下入其他药，煮取三升，分三次服用。若病未见好转，三日后再服一剂。

面病第九

原文译注

五香散

原文 治黑运赤气，令人白光润方。

毕豆（四两）、黄芪、白茯苓、葳蕤、杜若、商陆、大豆黄卷（各二两）、白芷、当归、白附子、冬瓜仁、杜衡、白僵蚕、辛夷仁、香附子、丁子香、蜀水花、旋覆花、防风、木兰、川芎、藁本、皂荚、白胶、杏仁、梅肉、酸浆、水萍、天门冬、白术、土瓜根（各三两）、猪胰（两具）

上三十二味下筛①，以洗面，二七日白，一年与众别。

译文

五香散

治面部有黑晕赤气，令人白润的药方。

毕豆四两，黄芪、白茯苓、葳蕤、杜若、商陆、大豆黄卷各二两，白芷、当归、白附子、冬瓜仁、杜衡、白僵蚕、辛夷仁、香附子、丁子香、蜀水花、旋覆花、防风、木兰、川芎、藁本、皂荚、白

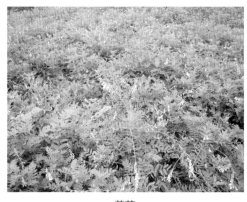

黄芪

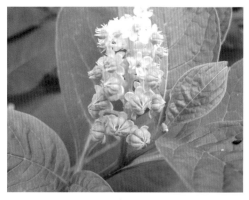

商陆

胶、杏仁、梅肉、酸浆、水萍、天门冬、白术、土瓜根各三两，猪胰两具。

将以上三十二味药切捣并过筛制成散药，用来洗面，十四天后人面色白皙，一年后与众人不同。

白杨皮散

原文 治面与手足黑，令光泽洁白方。

白杨皮（十八铢）、桃花（一两）、白瓜子仁（三十铢）。

上三味治下筛，温酒服方寸匕，日三。欲白，加瓜子；欲赤，加桃花。三十日面白，五十日手足俱白。

译文

白杨皮散

治面部及手足肤色黑，令人皮肤光洁的药方。

白杨皮十八铢，桃花一两，白瓜子仁三十铢。

将以上三味药切捣并过筛制成散药，每次用温酒送服方寸匕，一日三次。如果想使肌肤变白，加入瓜子；如果想使肌肤红润，加入桃花。该方用后三十天面色白皙，五十天后手足俱变白。

注 释

①下筛：过筛制成散药。

卷七 风毒脚气

【本篇精华】

1. 论述脚气病的成因、症状、诊断的方法、灸法等。
2. 介绍治疗风毒脚气所用的汤药、散药、药酒、膏药的药方。

论风毒状第一

原文译注

论何以得之于脚

原文 问曰：风毒中人，随处皆得，作病何偏着于脚也？答曰：夫人有五脏，心肺二脏，经络所起在手十指；肝肾与脾三脏，经络所起在足十趾。夫风毒之气，皆起于地。地之寒暑风湿皆作蒸气，足常履之，所以风毒之中人也必先中脚；久而不瘥，遍及四肢腹背头项也；微时不觉①，痼滞乃知。经云：次传、间传是也。

译文

论如何患上脚气病的

有人问：风毒中伤人体，身上任何地方都有可能会发病，为何偏偏患脚气病呢？答案是：人有五脏，心肺两脏的经络起于手的十指，肝肾和脾三脏的经络起于脚的十趾。风毒的邪气，都是从地上发起的，地的寒暑风湿都发成了蒸气，而脚时常踩在大地上，所以风毒要侵害人体，必先侵害双脚。若脚气长期不痊愈，会遍及四肢腹背及头颈。程度轻微时人不会觉察，等到痼滞形成时才能觉察。医经上说的次传和间传就是指这种情况。

论得已便令人觉不

原文 凡脚气病，皆由感风毒所致。得此病，多不令人即觉。会因它病，一度乃始发动。或奄然大闷，经三两日不起，方乃觉之。

译文

论患脚气病后有无感觉

凡是脚气病，都是由感染（受到）风毒而造成的，得了这种病，人们不会立即觉察，常常会由于其他疾病才开始发作，或突然气息衰弱，两三天之后仍无起色，这才察觉到疾病的存在。

论风毒相貌

原文 夫有脚未觉异，而头项臂膊已有所苦，有诸处皆悉未知，而心腹五内已有所困。又风毒之中人也，或见食呕吐憎闻食臭，或有腹痛下痢，或大小便秘涩不通，或胸中忡悸、不欲见光明，或精神昏愦，或喜迷忘、语言错乱，或壮热头痛，或身体酷冷疼烦，或觉转筋，或脚胫肿，或腿顽痹，或时缓纵不随，或复百节挛急，或小腹不仁，此皆脚气状貌也，亦云风毒脚气之候也。

译文

论脚气病的症状

在脚上尚未察觉有何异样时，头颈臂膊已有些不适，虽然其余各处皆无感觉，但心腹五脏都已受到困扰。风毒侵袭人体后，就会看到食物就呕吐，或厌恶闻到食物的气味，或腹痛下痢，或大小便不通，或胸中惊悸、不想见到光亮，或精神昏聩，或妄生喜迷、言语错乱，或发热头痛，或身体酷冷、疼痛烦躁，或觉得转筋，或脚胫肿，或大小腿顽痹，或时时缓纵不随，或又百节挛急，或小腹麻木，这些皆为脚气病的症状，也可说是风毒脚气的证候。

注 释

①微时不觉：程度轻微时人不会觉察。

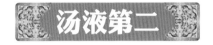

汤液第二

原文译注

第一竹沥汤

原文 治两脚痹弱①，或转筋皮肉不仁，腹胀起如肿，按之不陷，心中恶，不欲食或患冷方。

　　竹沥（五升）、甘草、秦艽、葛根、黄芩、麻黄、防己、细辛、桂心、干姜（各一两）、茯苓（三两）、防风、升麻（各一两半）、附子（二枚）、杏仁（五十枚）。

　　上十五味㕮咀，以水七升合竹沥，煮取三升，分三服，取汗（《千金翼方》无茯苓、杏仁，有白术一两）。

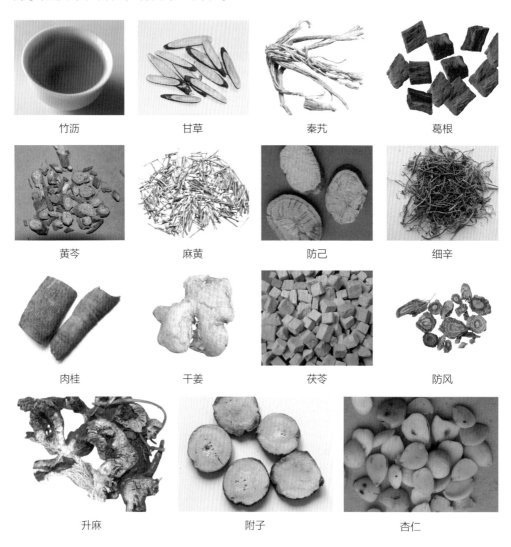

竹沥	甘草	秦艽	葛根
黄芩	麻黄	防己	细辛
肉桂	干姜	茯苓	防风
升麻	附子	杏仁	

译文

第一竹沥汤

　　治两脚麻木软弱或转筋，皮肉麻木，腹部肿胀，手按不陷，心中难受，饮食不下，或怕冷的药方。

竹沥五升，甘草、秦艽、葛根、黄芩、麻黄、防己、细辛、桂心（肉桂）、干姜各一两，茯苓三两，防风、升麻各一两半，附子二枚，杏仁五十枚。

将以上十五味药分别切碎，用七升水与竹沥调和煎煮，取汁三升，分三次服用，服后发汗。（《千金翼方》中无茯苓、杏仁两味，有白术一两。）

第二大竹沥汤

原文 治猝中风，口噤不能言，四肢缓纵，偏痹挛急，风经五脏，恍惚恚怒无常②，手足不随方。

竹沥（一斗四升）、独活、芍药、防风、茵芋、甘草、白术、葛根、细辛、黄芩、川芎（各二两）、桂心、防己、人参、石膏、麻黄（各一两）、生姜、茯苓（各三两）、乌头（一枚）。

上十九味咬咀，以竹沥煮取四升，分六服，先未汗者取汗，一服相当即止。

译文

第二大竹沥汤

治突然外感风邪而导致的口不能言，四肢缓纵，麻木挛急，也可用于治疗风邪侵袭五脏而导致的神思恍惚、恼怒无常、手足不遂等的药方。

竹沥一斗四升，独活、芍药、防风、茵芋、甘草、白术、葛根、细辛、黄芩、川芎各二两，桂心、防己、人参、石膏、麻黄各一两，生姜、茯苓各三两，乌头一枚。

将以上十九味药分别研碎，用竹沥煎煮，取汁四升，分六次服用，未发汗的可先发，一服即可。

注 释

①两脚痹弱：两脚麻木软弱。
②恍惚恚怒无常：神思恍惚，恼怒无常。

诸散第三

八风散

原文 治风虚面青黑土色不见日月光。

菊花（三两）、石斛、天雄（各一两半）、人参、附子、甘草（各一两六铢）、钟乳、山药、川断、黄芪、泽泻、麦冬、远志、细辛、龙胆、秦艽、石韦、菟丝子、牛膝、菖蒲、杜仲、茯苓、干地黄、柏子仁、蛇床子、防风、白术、干姜、萆薢、山茱萸（各一两）、五味子、乌头（各半两）、苁蓉（二两）。

上三十三味治下筛，酒服方寸匕，日三，不效^①加至二匕。

译文

八风散

治风虚，症状为面色青黑或黄，晦暗而无光泽的药方。

菊花三两，石斛、天雄各一两半，人参、附子、甘草各一两六铢，钟乳石、山药、川断、黄芪、泽泻、麦冬、远志、细辛、龙胆、秦艽、石韦、菟丝子、牛膝、菖蒲、杜仲、茯苓、干地黄、柏子仁、蛇床子、防风、白术、干姜、萆薢、山茱萸各一两，五味子、乌头各半两，肉苁蓉二两。

将以上三十三味药切捣并过筛制成散药，每次用酒送服方寸匕，每日三次，若服后效果不明显，可逐渐增加药量至二匕。

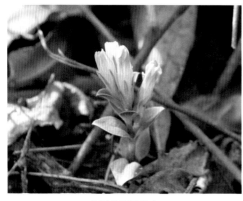

龙胆（原植物）

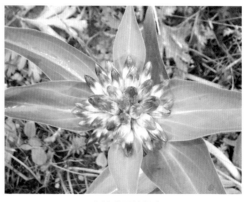

秦艽（原植物）

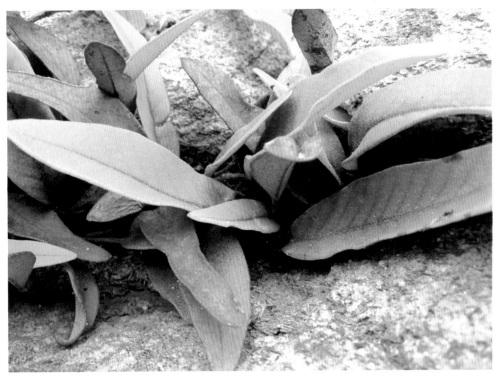

石韦（原植物）

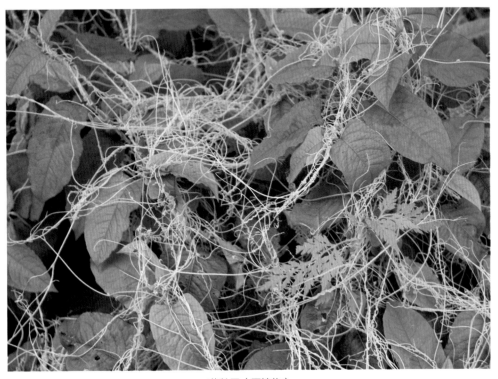

菟丝子（原植物）

茱萸散

 治冷风脚跛偏枯，半身不随，昼夜呻吟，医所不治方。

吴茱萸、干姜、白蔹、牡荆、附子、天雄、狗脊、干漆、薯蓣、秦艽、防风（各半两）。

上十一味治下筛，先食服方寸匕，日三。药入肌肤中淫淫然，三日知，一月瘥。

译文

茱萸散

治因感受冷风而脚跛瘫痪，半身不遂，整夜呻吟的难以医治的药方。

吴茱萸、干姜、白蔹、牡荆、附子、天雄、狗脊、干漆、山药、秦艽、防风各半两。

将以上十一味药研后过筛，饭前服方寸匕，每日三次。药进入肌肤中游动，三天后就会有感觉，一个月后就能痊愈。

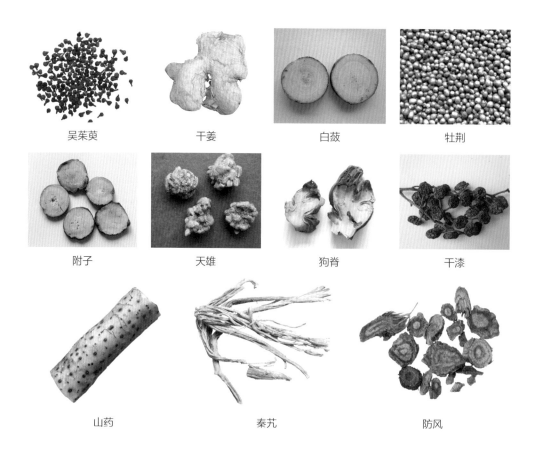

吴茱萸　干姜　白蔹　牡荆

附子　天雄　狗脊　干漆

山药　秦艽　防风

①不效：没有效果。

酒醴第四

原文 例曰：凡合酒皆薄切药，以绢袋盛药纳酒中，密封头①，春夏四五日，秋冬七八日，皆以味足为度。去滓服酒，尽后其滓捣，酒服方寸匕，日三。大法冬宜服酒，至立春宜停。

译文

按照惯例，凡是制作药酒，都要将药材切薄，用绢袋装好，放入酒中浸泡，密封瓶口，春夏季放置四五天，秋冬季放置七八天，皆以药味充足为标准。去渣服酒，喝完后将药渣捣碎，用酒送服方寸匕，一日三次。服用的基本原则是：冬季宜服药酒，到立春时应停服。

石斛酒

原文 治风虚气满，脚痛痹挛，弱不能行方。

石斛、丹参、五加皮（各五两）、侧子、秦艽、杜仲、山萸、牛膝（各四两）、桂心、干姜、羌活、川椒、橘皮、黄芪、白前、川芎、茵芋、当归（各三两）、苡仁（一升）、防风（二两）、钟乳（八两，捣碎别绢袋盛，系大药袋内）。

上二十一味哎咀，以酒四斗渍三日，初服三合，日再，稍稍加以知为度。

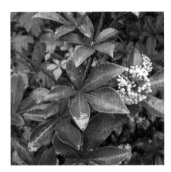
五加皮（原植物）

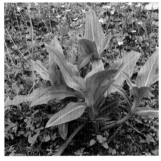
秦艽（原植物）

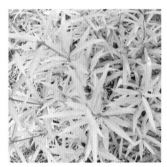
白前（原植物）

石斛酒

治风虚气满而致的两脚疼痹拘挛，或缓弱不能行走的药方。

石斛、丹参、五加皮各五两，侧子、秦艽、杜仲、山茱萸、牛膝各四两，桂心、干姜、羌活、花椒、橘皮、黄芪、白前、川芎、茵芋、当归各三两，薏苡仁一升，防风二两，钟乳石（捣碎，用绢袋另盛，系于大药袋内）八两。

将以上二十一味药研碎，用四斗清酒浸泡三日，最初服三合，可以有知觉为限度逐渐加量。一日两次。

注 释

①密封头：密封瓶口。

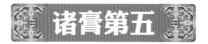

诸膏第五

原文译注

野葛膏

原文 治恶风毒肿，疼痹不仁，瘰疬恶疮，痈疽肿胫，脚弱偏枯百病方。

野葛、犀角、蛇衔、莽草、乌头、桔梗、升麻、防风、川椒、干姜、鳖甲、雄黄、巴豆（各一两）、丹参（三两）、踯躅花（一升）。

上十五味㕮咀，以苦酒四升渍之一宿以成，煎猪膏五斤，微火煎三上三下，药色小黄去滓，以摩病上。

野葛膏

治恶风毒肿、疼痹麻木、瘰疬恶疮、痈疽肿胫、脚弱偏枯等多种病的药方。

野葛、犀角、蛇衔、莽草、乌头、桔梗、升麻、防风、花椒、干姜、鳖甲、雄黄、巴豆各一两，丹参三两，闹羊花一升。

将以上十五味药切碎，用四升苦酒浸泡一夜，次日清晨与炼成的五斤猪膏一起放在微火上煎熬，煎沸后取下，放冷后再煎，反复三次，煎到药色稍稍变黄，去渣取膏，外擦患处。

卷八　诸风

【本篇精华】

1. 论述各种中风情况的症状。
2. 介绍各种中风病症的药方。

论杂风状第一

原文译注

原文　岐伯曰：中风大法有四，一曰偏枯[1]，二曰风痱，三曰风懿，四曰风痹。夫诸急猝病多是风，初得轻微，人所不悟，宜速与续命汤，根据穴灸之。夫风者百病之长，岐伯所言四者说，其最重也。

译文　　　岐伯说：中风的情况大致分为四种：一是偏枯，即半身不遂；二是风痱，即四肢瘫软不能活动，神志不清或稍有些乱，病情轻的能够说话，病情重的无法说话；三是风懿，即突然昏迷，不认识人，伴有舌头僵直不能言语，喉中有窒塞感，严重的噫噫有声等；四是风痹。大多急促的病和突然发生的病都是由于中了风邪，刚患病时的症状还比较轻微，未能引起人们的重视，其实此时适宜迅速服用续命汤，再按照俞穴依次灸治。风邪是百病中最为厉害的，岐伯所说的这四种情况，又是其中最为重要的。

注　释

①偏枯：半身不遂。

诸风第二

大续命汤

原文 治肝疠风猝然喑哑①方。

麻黄（八两）、石膏（四两）、桂心、干姜、川芎（各二两）、当归、黄芩（各一两）、杏仁（七十枚）、荆沥（一升）。

上九味㕮咀，以水一斗，先煮麻黄两沸，掠去沫，下诸药煮取四升，去滓。又下荆沥煮数沸，分四服，能言。未瘥后服小续命汤。旧无荆沥，今增之，效如神。

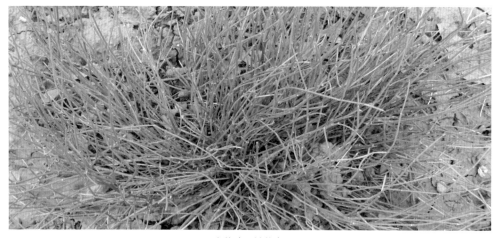

麻黄（原植物）

译文

大续命汤

治肝疠风及中风，症状为突然失音、不能说话等的药方。

麻黄八两，石膏四两，桂心（肉桂）、干姜、川芎各二两，当归、黄芩各一两，杏仁七十枚，荆沥一升。

将以上九味药分别研碎，先用一斗水将麻黄煎煮两沸，去掉上面的浮沫，放入其他的药煮取四升，去渣。再放入荆沥煎煮数沸，分四次服用。

注释

①喑哑：失音，不能说话。

贼风第三

原文译注

桂枝酒

原文 治肝虚寒，猝然暗哑不声、踞坐不得、面目青黑、四肢缓弱、遗失便利方。

桂枝、川芎、独活、牛膝、薯蓣、甘草（各三两）、附子（二两）、防风、茯苓、天雄、茵芋、杜仲、萹蓄根、白术（各四两）、干姜（五两）、踯躅、猪椒叶根皮（各一升）、大枣（四十枚）。

上十八味哎咀，以酒四斗渍七日，每服四合，日二，加至五、六合。

译文

桂枝酒

治肝脏虚寒导致的突然失音沙哑，不能盘踞坐卧，面目呈青黑色，四肢缓弱，大便失禁，小便淋漓等的药方。

桂枝、川芎、独活、牛膝、山药、甘草各三两，附子二两，防风、茯苓、天雄、茵芋、杜仲、萹蓄根、白术各四两，干姜五两，踯躅（映山红）、猪椒叶根皮各一升，大枣四十枚。

将以上十八味药分别切碎，用四斗酒浸泡七日，浸成后去渣取汁，每次服用四合，一日两次，可逐渐加量至五六合。

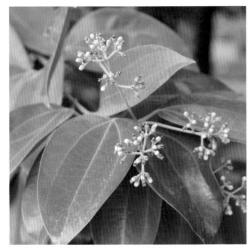

桂枝（原植物）

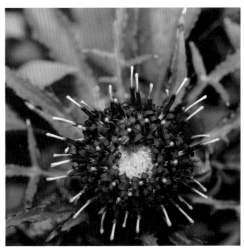

白术（原植物）

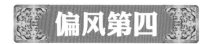

偏风第四

原文译注

防风汤

原文 治偏风方。

防风、川芎、白芷、牛膝、狗脊、萆薢、白术（各一两）、羌活、葛根、附子、杏仁（各二两）、薏苡仁、石膏、肉桂（各三两）、麻黄（四两）、生姜（五两）。

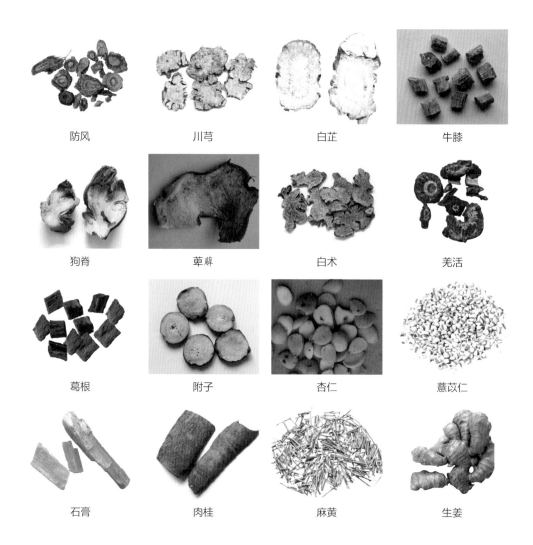

防风	川芎	白芷	牛膝
狗脊	萆薢	白术	羌活
葛根	附子	杏仁	薏苡仁
石膏	肉桂	麻黄	生姜

上十六味㕮咀，以水一斗二升，煮取三升，分三服。一剂觉好，更进一剂，即一度针，九剂九针即瘥。灸亦得。针风池一穴、肩髃一穴、曲池一穴、支沟一穴、五枢一穴、阳陵泉一穴、巨虚下廉一穴。凡针七穴即瘥。

译文

防风汤

治偏风的药方。

防风、川芎、白芷、牛膝、狗脊、萆薢、白术各一两，羌活、葛根、附子、杏仁各二两，薏苡仁、石膏、桂心（肉桂）各三两，麻黄四两，生姜五两。

将以上十六味药分别切碎，用一斗二升水煎煮，取汁三升，分三次服用。如果服用一剂后感觉有所好转，就再服用一剂，并立即施行针灸，重复九次即可瘥愈。针灸的穴位有：风池穴、肩髃穴、曲池穴、支沟穴、五枢穴、阳陵泉穴、巨虚下廉穴。共针灸七穴即可瘥愈。

杜仲酒

原文 治腰脚疼痛不遂风虚方。

杜仲（八两）、石楠（二两）、羌活（四两）、大附子（五枚）。

上四味㕮咀，以酒一斗渍三宿，每服二合，日再。偏宜冷病妇人服之。

译文

杜仲酒

治风虚而导致的腰脚疼痛不遂的药方。

杜仲八两，石楠二两，羌活四两，大附子五枚。

将以上四味药分别研碎，用一斗酒浸泡三天，每次服用二合，一日两次。本方偏重于体寒妇人服用。

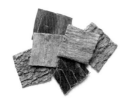

杜仲

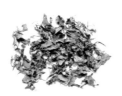

石楠

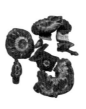

羌活

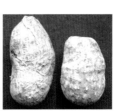

大附子

风懿第五

独活汤

原文 治风懿不能言，四肢不收^①、手足嚲曳方。

独活（四两）、肉桂、芍药、瓜蒌根、生葛（各二两）、生姜（六两）、甘草（三两）。

上七味㕮咀，以水五升，煮取三升，分三服，日三。

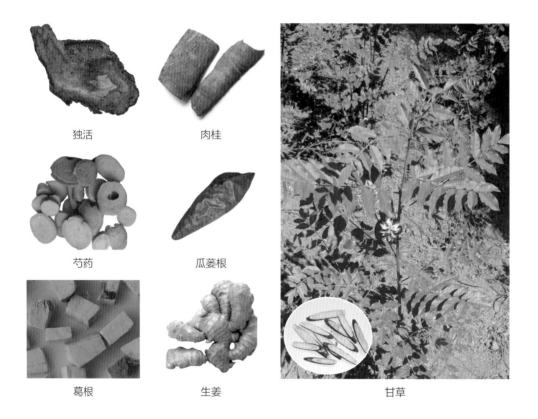

独活 　　　　　　　肉桂

芍药 　　　　　　　瓜蒌根

葛根 　　　　　　　生姜 　　　　　　　　甘草

治中风口噤不能言方。

防己、桂心、麻黄（各二两）、葛根（三两）、甘草、防风、芍药（各一两）、生姜（四两）。

上八味㕮咀，以水六升，煮取二升半，分三服，喑哑不语皆治之。

译文

独活汤

治风懿，症状为不能言语，四肢不能收缩，手足软弱拖曳等的药方。

独活四两，桂心（肉桂）、芍药、瓜蒌根、生葛（葛根）各二两，生姜六两，甘草三两。

将以上七味药分别研碎，用五升水煎煮，取汁三升，分三次服用，每日三次。

治中风，口噤不能言语的药方。

防己、桂心、麻黄各二两，葛根三两，甘草、防风、芍药各一两，生姜四两。

将以上八味药分别研碎，用六升水煎煮，取汁二升半，分三次服用，失音不能言语也可以治疗。

注 释

①四肢不收：四肢不能自由收缩。

角弓反张第六

原文译注

原文 治卒半身不遂，手足拘急不得屈伸，身体冷，或智或痴①，或身强直不语，或生或死，狂言不可名状，角弓反张，或欲得食，或不用食，或大小便不利皆疗之方。

人参、桂心、当归、独活、黄芩、干姜、甘草（各十八铢）、石膏（一两半）、杏仁（四十枚）。

上九味㕮咀，以井华水九升煮取三升，分三服，日三，覆取汗，不汗更合加麻黄五两合服。

译文

病人如果突然半身不遂，手足痉挛不能屈伸，身体发冷，或神志有时清醒有时不清，或身体僵直不能言语，或胡言乱语、角弓反张，或有时想吃东西，有时不想吃，或大小便不畅，这些病症皆可用下面的药方：

人参、桂心（肉桂）、当归、独活、黄芩、干姜、甘草各十八铢，石膏一两半，杏仁四十枚。

将以上九味药分别研碎，用九升井华水煮取三升，分三次服用，一日三次，服后盖上被子取汗，不出汗的话再加麻黄五两一起服下。

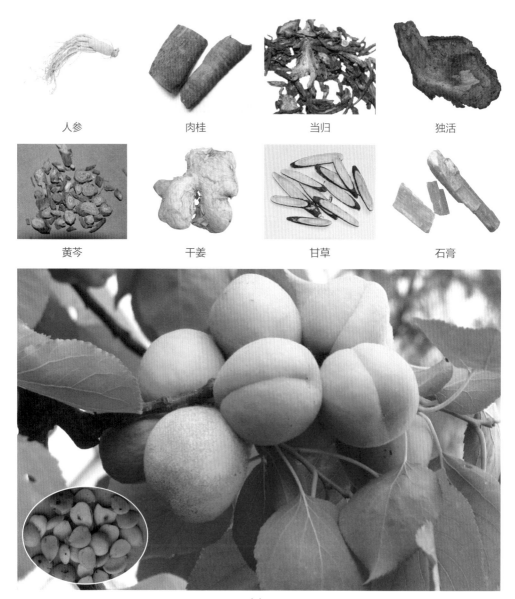

| 人参 | 肉桂 | 当归 | 独活 |

| 黄芩 | 干姜 | 甘草 | 石膏 |

杏仁

注 释

①或智或痴：神志有时清醒有时不清醒。

风痹第七

原文译注

原文 血痹病从何而得之？师曰：夫尊荣人①骨弱肌肤盛，因疲劳汗出，卧不时动摇加被微风遂得之，形如风状（巢源云其状如被微风所吹）。但以脉自微涩，涩在寸口，关上紧，宜针引阳气，令脉和紧去则愈。

译文

血痹病是怎么得的？老师回答说：那些富贵的人骨头萎弱，肌肤实盛，因疲劳后流出了汗水，睡觉时不断地动摇，感受微风，所以患上了这种病，症状就如同中了风（《巢源》说：这种情况如同被微风所吹）。只要出现脉象微涩，且是寸口部微涩，关上部微紧，就适宜用针引导阳气，使脉和紧，病邪流出就痊愈了。

白蔹散

原文 治风痹肿筋急展转易常药方。

白蔹（半两）、附子（六铢）。

上二味治下筛，酒服半刀圭，日三。不知增至一刀圭，身中热行为候十日便觉。

译文

白蔹散

治风痹，症见四肢肿胀、风痹易走等的药方。

白蔹半两，附子六铢。

将以上二味药切捣并过筛后制成散药，每次用酒送服半刀圭，每日三次。如果服后不愈，可加量至一刀圭。服药后身体有热感，十天便有反应。

注 释

①尊荣人：富贵之人。

卷九 伤寒方上

【本篇精华】

1. 论述伤寒病的病因、症状。

2. 介绍防治温病的药方。

3. 介绍各种伤寒膏，发汗散、汤、丸的药方。

4. 介绍涌吐法、泻下法的药方。

伤寒例第一

原文详注

原文 夫伤寒病者，起自风寒，入于腠理，与精气分争，营卫痞隔，周行不通①，病一日至二日，气在孔窍皮肤之间，故病者头痛恶寒，腰背强重，此邪气在表，发汗则愈。三日以上气浮在上部，填塞胸心，故头痛胸中满，当吐之则愈。五日以上气沉结在脏，故腹胀身重，骨节烦疼，当下之则愈。明当消息病之状候，不可乱投汤药，虚其胃气也。经言脉微不可吐，虚细不可下。又夏月亦不可下也，此医之大禁也。

译文

伤寒之病，起自风寒侵入腠理，与精气分争，而营卫受阻，循环运行不通。初发病的一两天，邪气在孔窍、皮肤之间，所以病人头痛、恶寒、腰背僵直沉重，这是因为邪气在表，发汗就会痊愈。得病三天以上，邪气浮在上部，堵塞心胸，所以头痛，胸中胀满烦闷，应当用涌吐的治法，就会痊愈。得病五天以上，邪气沉积在五脏，所以腹胀身重，骨节烦疼，应当用泻下的方法治疗，就会痊愈。一定要斟酌病的表现证候，不能乱投汤药，使患者胃气亏虚。经书上说：对脉象微的病人不可以用涌吐的治法。另外，在夏天也不能用泻下的治法，这是医家的大忌。

注 释

①周行不通：循环运行不通。

伤寒膏第二

原文译注

青膏

原文 治伤寒头痛，项强①，四肢烦疼方。

当归、川芎、蜀椒、白芷、吴茱萸、附子、乌头、莽草（各三两）。

上八味㕮咀，以醇苦酒渍之，再宿以猪脂四斤煎令药色黄，绞去滓，以温酒服枣核大三枚，日三服，取汗，不知稍增。可服可摩。如初得伤寒，一日苦头痛背强，宜摩之佳。

译文

青膏

治伤寒，症状为头痛、颈项僵直、四肢无力酸痛等的药方。

当归、川芎、蜀椒、白芷、吴茱萸、附子、乌头、莽草各三两。

将以上八味药分别切碎，用醇苦酒浸泡两天，再用四斤猪脂煎熬，煎到药的颜色变黄，绞汁去渣，每次用温酒送服枣核般大小的药三枚，一日三次，服后盖上被子发汗。如果药效不明显，就渐渐增加用量，可以服用也可以用来摩涂。如果是初患伤寒，第一天苦于头痛背僵直的病人，宜摩涂为佳。

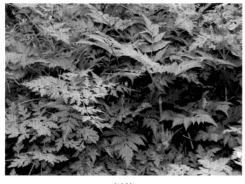

川芎

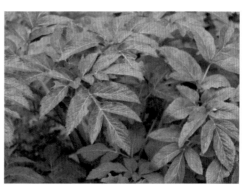

白芷

注 释

①项强：颈项强直。

发汗散第三

原文译注

五苓散

原文 主时行热病但狂言烦躁、不安、精彩言语不与人相当者方。

猪苓、白术、茯苓（各十八铢）、桂心（十二铢）、泽泻（三十铢）。

上五味治下筛，水服方寸匕，日三，多饮水，汗出即愈。

译文

五苓散

治时行热病而导致的狂言烦躁、不安、语言错乱等的药方。

猪苓、白术、茯苓各十八铢，桂心（肉桂）十二铢，泽泻三十铢。

将以上五味药切捣并过筛后制成散药，每次用水送服方寸匕，一日三次。服用后宜多喝热水，汗出后就能痊愈。

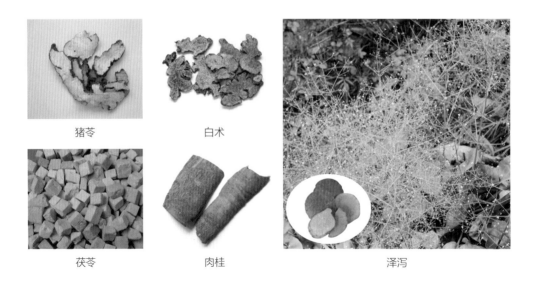

猪苓　　　　　白术

茯苓　　　　　肉桂　　　　　泽泻

发汗丸第四

原文译注

神丹丸

原文 治伤寒敕涩，恶寒发热，体疼者方。

附子、乌头（各四两）、人参、茯苓、半夏（各五两）、朱砂（一两）。

上六味末之，蜜丸，以真丹为色，先食服，如大豆二丸，生姜汤下，日三，须臾进热粥二升许，重覆①出汗止。若不得汗，汗少不解复服如前法。若得汗足应解而不解者，当服桂枝汤。此药多毒，热者令饮水，寒者温饮解之。治疟先发服二丸。

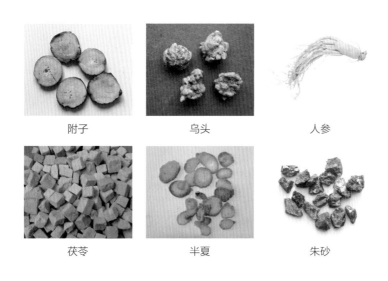

| 附子 | 乌头 | 人参 |
| 茯苓 | 半夏 | 朱砂 |

译文

神丹丸

治患伤寒而呈赤色、恶寒发热、身体疼痛等的药方。

附子、乌头各四两，人参、茯苓、半夏各五两，朱砂一两。

将以上六味药研为细末，用蜜调和，制成如大豆般大小的药丸，以朱砂为色，每次饭前用生姜汤服下两丸，服后进食热粥二升，并盖上厚厚的被子发汗，每日三次。如果服后不出汗，或汗出得不多，可继续服用；如果汗出很多但病未消除，应服用桂枝汤。这种药多毒，要让发热的病人多饮水，发寒的病人饮温水来解毒。如果用于治疗疟疾，可在没发病时服下两丸。

注 释

①重覆：盖上厚厚的被子。

宜吐第五

原文译注

原文 例曰：大法春宜吐，凡服吐药，中病便止，不必尽剂①也。

译文

例说：用吐的方法治病，原则上适宜在春天。凡是服吐药者，吃完一半药病就停止的，不必服完整剂药。

瓜蒂散

原文 病如桂枝证，头不痛，项不强，寸脉微浮，胸中痞坚，气上冲咽喉不得息者，此为胸有寒也，宜吐之方。

瓜蒂、赤小豆（各一两）。

上二味治下筛，取一钱匕，香豉一合，熟汤七合煮作稀粥，去滓，取汁和散，温顿服之，不吐者少少加，得快吐乃止。

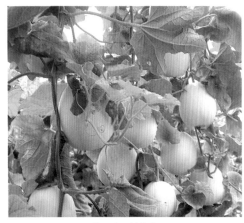
甜瓜（原植物）

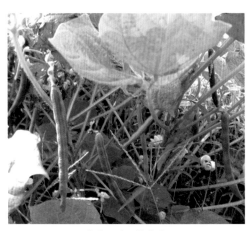
赤小豆（原植物）

译文

瓜蒂散

患病如桂枝汤主治的证候，头不痛，颈项不强直，寸口脉微浮，胸中痞坚，气上冲咽喉且呼吸困难的，这是胸中有寒，适宜用吐下之方。

瓜蒂、赤小豆各一两。

将以上二味药切捣并过筛后制成散药，另取香豉一合，熟汤七合煮成稀粥，去渣，与散药调和后一起温服，一次服完。对服后不吐的病人，可一点点地增加用药剂量，直到快吐时才停止。

注 释

①尽剂：服完整剂药。

宜下第六

原文详注

原文 例曰：大法秋宜下，凡下以汤胜丸散也，中病便止，不必尽剂也。

译文

例说：用泻下法治病适宜在秋天用。凡是泻下之药，用汤药比用丸散好，服完一半药病就停止的，不必服完整剂。

大承气汤

原文 治热盛、腹中有燥屎、语者方。

大黄（四两）、厚朴（八两）、枳实（五枚）、芒硝（五合）。

上四味㕮咀，以水一斗先煮二物，取五升，去滓，纳大黄煎取二升去滓，纳芒硝更上微火一二沸，分温再服，得下余勿服。

译文

大承气汤

治热盛而致的腹中燥屎内结、胡言乱语等的药方。

大黄四两，厚朴八两，枳实五枚，芒硝五合。

将以上四味药分别切碎，先用一斗水煎煮厚朴、枳实，取汁五

升，去渣，加入大黄再煎，取汁二升，放入芒硝再煎一至二沸，分两
次温服。如果大便快利，就可以停服。

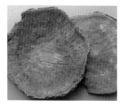
大黄

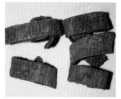
厚朴

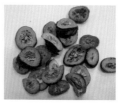
枳实

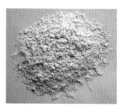
芒硝

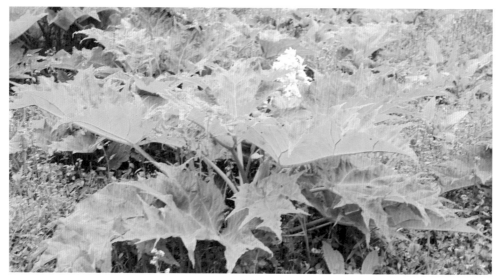
大黄

发汗吐下后第七

原文译注

原文 伤寒已解半日许，复心烦热，其脉浮数者，可更发汗，宜桂枝汤。
凡发汗后饮水者，必喘，宜慎也。

译文

伤寒病已解除半天左右，又心中烦热，脉象浮数的，可再发汗，宜用桂枝汤。

凡是发汗后喝水的，必会气喘，须谨慎。

竹叶汤

原文 治发汗后表里虚烦不可攻者，但当与此方。

竹叶（二把）、半夏（半升）、麦冬（一斤）、人参、甘草（各二两）、生姜（四两）、石膏（一斤）。

上七味㕮咀，以水一斗煮取六升，去滓，纳粳米半升，米熟去之，分服一升，日三。

译文

竹叶汤

治发汗后，表里虚烦不可攻的证候，应用此方治疗。

淡竹叶两把，半夏半升，麦冬一斤，人参、甘草各二两，生姜四两，石膏一斤。

将以上七味药分别切碎，用一斗水煎煮，取汁六升，去渣，加入半升粳米再煎，至米熟即成。每次服用一升，每日三次。

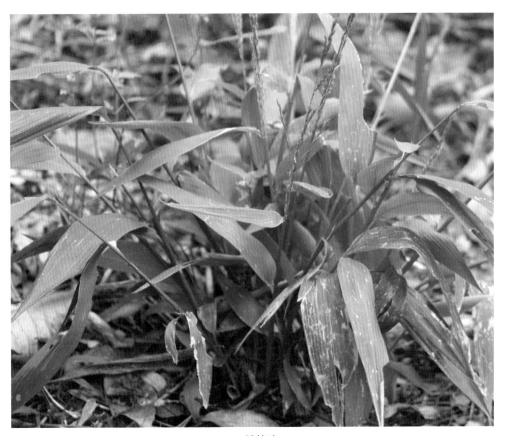

淡竹叶

卷十 伤寒方下

【本篇精华】

1. 介绍伤寒杂症的药方。

2. 介绍伤寒引起的劳复病、百合病、狐惑病、身体发黄、温疟病等各种病症的药方。

伤寒杂治第一

原文译注

原文 凡除热解毒无过苦酸之物，故多用苦参、青葙、艾、栀子、葶苈、苦酒、乌梅之属，是其要也，夫热盛非苦酸之物不解也。热在身中①，既不时治，治之又不用苦酸之药，此如救火不以水也，必不可得脱免也。

译文
大凡清热解毒，没有比苦味、醋味的药物疗效更好的了，所以多用苦参、青葙、艾、栀子、葶苈、苦酒、乌梅之类。这是主要的清热解毒药。凡是热邪壅盛，不用苦、醋的药物就不能解除。身体中了热邪后，既不及时治疗，或治疗时又不用苦味、醋味的药物，这就好像救火不用水一样，必定不能痊愈。

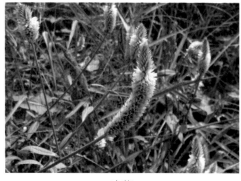

青葙

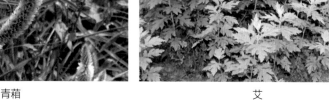

艾

苦参汤

原文 治热病五六日以上方。

苦参（三两）、黄芩（二两）、生地黄（八两）。

上三味㕮咀，以水八升煎取二升，适寒温服一升，日再。

译文

苦参汤

治患热病五六天不愈的药方。

苦参三两，黄芩二两，生地黄八两。

将以上三味药分别切碎，用八升水煎煮，取汁二升，调适药液至适当温度，服用一升，每日两次。

注 释

①热在身中：身体中了热邪。

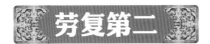

劳复第二

原文译注

原文 新瘥后当静卧，慎勿早起。梳头洗面，非但体劳，亦不可多言语用心使意劳烦，凡此皆令人劳复。

译文

疾病刚刚瘥愈后应当静卧休息，不要早起梳头洗脸。不仅不能使身体劳累，也不能多说话而使思想劳烦。凡是这些都会使病人患劳复症。

黄龙汤

原文 治伤寒瘥后更头痛壮热烦闷方。

柴胡（一斤）、半夏（半斤）、黄芩（三两）、人参（二两）、甘草（二两）、生姜（四两）、大枣（十二枚）。

上七味㕮咀，以水一斗煮取五升，去滓，服五合，日三。不呕而渴者去半夏，加瓜蒌根四两。

黄龙汤

治伤寒病痊愈后，又头痛、发热、烦闷的药方。

柴胡一斤，半夏半斤，黄芩三两，人参二两，甘草二两，生姜四两，大枣十二枚。

将以上七味药分别切碎，用一斗水煎煮，取汁五升，去渣，每次服用五合，每日三次。如果病人不呕吐只是渴，可以除去半夏，加四两瓜蒌根。

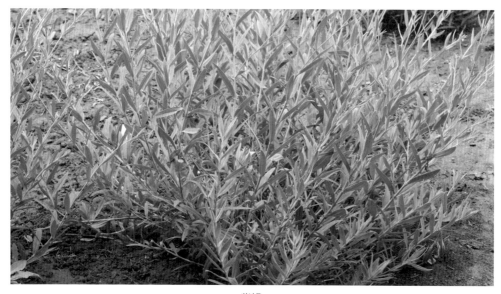

柴胡

百合第三

原文译注

原文 百合病者，谓无经络百脉一宗悉致病也。皆因伤寒虚劳，大病已后不平复，变成斯病。

译文

百合病，说的是当经络、百脉合为一宗时则证候百出，无所不病。都是由伤寒虚劳等大病没有完全康复变成的。

百合知母汤

原文 治百合病已经发汗后更发之方。

百合（七枚），知母（三两）。

上二味，以泉水先洗渍百合一宿，当沫出水中，明旦去水。取百合更以泉水二升煮取一升置之。复取知母切，以泉水二升煮取一升，汁合和百合汁中，复煮取一升半，分再服。

译文

百合知母汤

治百合病已经发汗后再复发的药方。

百合七枚，知母三两。

以上二味药，先用泉水将百合洗净并浸渍一夜，次日取出百合，用二升泉水煎煮，取汁一升。再取知母切碎，用二升泉水煎煮，取汁一升，两种药汁混在一起再煎，取汁一升半，分两次服用。

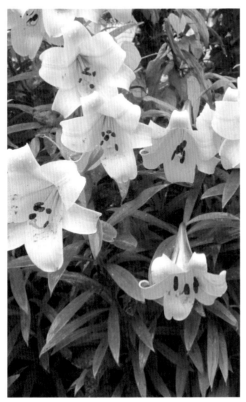

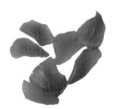

百合饮片

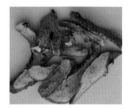

知母饮片

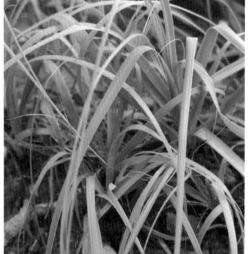

百合（原植物）

知母（原植物）

伤寒不发汗变成狐惑第四

原文译注

原文 狐惑之病，其气如伤寒，默默然欲眠目不得闭，起卧不安。其毒在咽喉为惑病，在阴肛为狐病，狐惑之病并恶饮食闻食臭，其面目翕赤、翕白①、翕黑，毒食于上者则声喝也，毒食下部者则干咽也，此由温毒瓦斯所为。

译文

得了狐惑病，如同患伤寒病，昏昏欲睡，眼睛不能闭合，起卧不安。毒在咽喉中的是惑病；毒在阴部、肛门的为狐病。患上狐惑这病，病人全都不想饮食，不想闻到食物的气味，面色变化不一，一会儿红、一会儿白、一会儿黑。如果毒侵蚀到上部，就会声音嘶哑。如果毒气侵蚀到下部，就会咽喉发干，这都是由毒气引起的。

注 释

①翕赤、翕白：一会儿红，一会儿白。

伤寒发黄第五

原文译注

原文 黄有五种，有黄汗、黄疸、谷疸、酒疸、女劳疸。黄汗者，身体四肢微肿、胸满、不渴、汗出如黄柏汁，良由大汗出卒入水中所致。

译文

身体发黄的病有五种，黄汗、黄疸、谷疸、酒疸、女劳疸。患黄汗的人，身体四肢微微发肿，胸部胀满，不口渴，汗水流出如黄柏汁，这大概是由于出大汗时，忽然进入水中洗浴造成的。

黄芪芍药桂苦酒汤

原文 治黄汗方。

黄芪（五两）、芍药（三两）、桂心（三两）。

上三味㕮咀，以苦酒一升、水七升合煎取三升，饮一升，当心烦也，至六七日稍稍自除。心烦者苦酒阻故也。

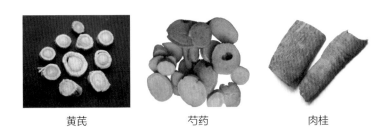

黄芪　　　　　　芍药　　　　　　肉桂

译文

黄芪芍药桂苦酒汤

治黄汗的药方。

黄芪五两，芍药三两，桂心（肉桂）三两。

将以上三味药分别切碎，用一升苦酒、七升水煎煮，取汁三升，服用一升。服用后会心烦，六七天后会慢慢解除。心烦是由于苦酒壅阻造成的。

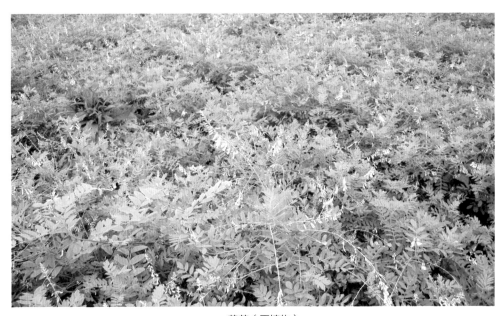

黄芪（原植物）

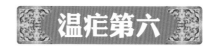

温疟第六

原文译注

原文 夫疟者皆生于风，夏伤于暑，秋为疟也。问曰：疟先寒而后热者何也？对曰：夫寒者阴气也，风者阳气也，先伤于寒而后伤于风，故先寒而后热也，病以时作，名曰寒疟。问曰：先热而后寒者何也？对曰：先伤于风而后伤于寒，故先热而后寒也，亦以时伤，名曰温疟。

译文

大凡疟疾都是由风邪引起的。夏日被暑气所伤，秋天就会发作疟疾。有人问：患疟疾的人先发寒而后发热，为什么会出现这种情况呢？回答说：寒为阴气，风是阳气，先被寒气所伤，后被风邪所伤，故先发寒后发热。病在秋季发作的，叫做寒疟。问道：先热而后寒的，是如何形成的呢？回答说：这是先被风邪所伤，后被寒邪所伤，所以先热而后寒，也是特定季节发病，叫做温疟。

乌梅丸

原文 治肝邪热为疟，令人颜色苍苍，气息喘闷，战掉状如死者，或久热劳微动如疟，积年不瘥方。

乌梅肉、蜀漆、鳖甲、葳蕤、知母、苦参（各一两）、恒山（一两半）、石膏（二两）、香豉（一合）、甘草、细辛（各十八铢）。

上十一味为末，蜜丸如梧子大，酒服十丸，日再。

译文

乌梅丸

治肝脏邪热所致的疟疾，症状为面色苍白、气息喘闷、颤抖，其形状如死人，或因长期伏热，微微劳作就如同发疟，常年不愈的药方。

乌梅肉、蜀漆、鳖甲、葳蕤、知母、苦参各一两，恒山一两半，石膏二两，香豉一合，甘草、细辛各十八铢。

将以上十一味药研为细末，用蜜调和，制成梧桐子大小的药丸，每次用酒送服十丸，每日两次。

卷十一 肝脏

【本篇精华】

1. 论述肝脉及各种肝病。
2. 介绍肝脏虚实导致的病症的治疗方法。
3. 介绍肝劳病、筋极病等各种病症的药方。

肝脏脉论第一

原文译注

原文 凡肝脏象木，与胆合为腑，其经足厥阴，与少阳为表里，其脉弦。相于冬，旺于春。春时万物始生，其气来濡而弱，宽而虚，故脉为弦，濡即不可发汗，弱则不可下，宽者开，开者通，通者利，故名曰宽而虚。

译文 　　肝脏属木，与胆合成腑。肝脏的经脉是足厥阴经，与足少阳胆经结为表里。肝脉为弦脉。肝气在冬季开始上升，在春季最为旺盛。春天万物开始生长时，肝气来势软而弱，宽而虚，所以肝脉为弦。肝气软就不能发汗，弱就不能泻下。肝气宽则开，开则通，通则畅，所以称肝脉为宽而虚。

肝虚实第二

原文译注

肝实热

原文 左手关上脉阴实者，足厥阴经也，病苦心下坚满，常两胁痛，息忿忿[1]如怒状，名曰肝实热也。

肝实热

左手关上脉象阴实的，即足厥阴经阴实之症。症状表现为心下坚满难以忍受，时常两胁疼痛，呼吸急促像是在发怒，这种病名为肝实热。

竹沥泄热汤

原文 治肝实热，阳气伏邪热，喘逆闷恐，目视物无明，狂悸非意而言。

竹沥（一升）、麻黄（三分）、石膏（八分）、生姜、芍药（各四分）、大青、栀子仁、升麻、茯苓、玄参、知母（各三分）、生葛（八分）。

上十二味㕮咀，以水九升，煮取二升半，去滓，下竹沥，煮两三沸，分三服。

竹沥泄热汤

治肝脏实热而导致的喘逆闷恐、视物不清，狂悸妄言等的药方。

竹沥一升，麻黄三分，石膏八分，生姜、芍药各四分，大青叶、栀子仁、升麻、茯苓、玄参、知母各三分，生葛八分。

将以上十二味药中的后十一味分别切碎，以水九升煎煮，取汁二升半，去渣，加入竹沥再煎沸两三次，分三次服用。

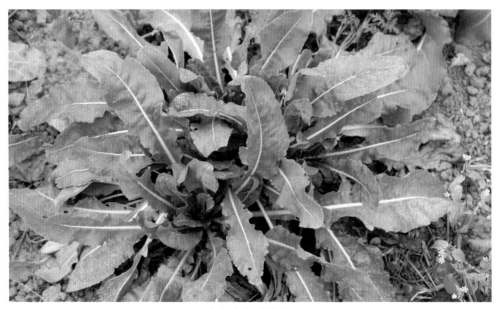

大青叶（原植物）

肝胆俱实

原文 左手关上脉阴阳俱实者，足厥阴与少阳经俱实也，病苦胃胀呕逆，食不消，名曰肝胆俱实。

译文

肝胆俱实

左手关上脉象阴阳俱实的，是足厥阴与少阳经俱实的征象。病症表现为胃胀呕逆、食物不消化，名为肝胆俱实。

肝虚寒

原文 左手关上脉阴虚者，足厥阴经也，病苦胁下坚、寒热，腹满、不欲饮食、腹胀悒悒不乐、妇人月经不利、腰腹痛，名曰肝虚寒也。

译文

肝虚寒

左手关上脉阴虚的，是足厥阴经阴虚的征象，其病苦表现为胁下坚满、时寒时热、腹满、不想饮食、腹胀、郁郁不乐、妇人月经不畅、腰腹疼痛，名为肝虚寒。

肝胆俱虚

原文 左手关上脉阴阳俱虚者，足厥阴与少阳经俱虚也，病如恍惚，尸厥不知人，妄见，少气不能言，时时自惊，名曰肝胆俱虚也。

译文

肝胆俱虚

左手关上脉象阴阳俱虚的，是足厥阴与少阳经俱虚的征象，其病见神情恍惚、昏厥不省人事、妄见、气短、不能说话、时时自惊，名为肝胆俱虚。

注释

①息忿忿：形容呼吸急促的样子。

肝劳第三

原文译注

原文 肝劳病者，补心气以益之，心旺则感于肝矣。人逆春气则足少阳不生，而肝气纳变，顺之则生，逆之则死，顺之则治，逆之则乱，反顺为逆，是谓关格，病则生矣。

译文

　　患肝劳病的，应补益心气，心气旺才能感于肝。人违逆春气就会足少阳脉气不生，而肝气在体内逆乱。顺应这一规律的就能生，违背这一规律的就会死；顺应的安定，违背的逆乱，反顺为逆，就是所说的关格，病就生成了。

猪膏酒

原文 治肝劳虚寒，关格劳涩，闭塞不通，毛悴[①]色夭方。

猪膏、姜汁（各四升）。

上二味，以微火煎取三升，下酒五合和煎，分为三服。

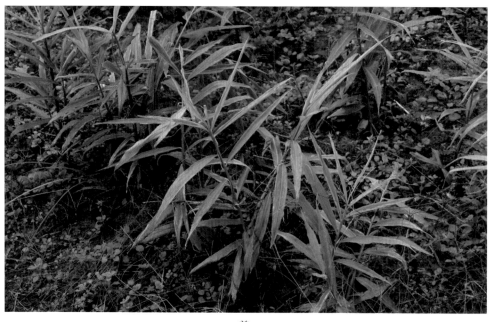

姜

（译文）

猪膏酒

治肝劳虚寒，关格劳涩，闭塞不通，毛发憔悴，面色无光泽等的药方。

猪膏、姜汁各四升。

将以上二味药放在微火上煎煮，取汁三升，加入五合酒再煎，分三次服用。

注　释

①毛悴：毛发憔悴。

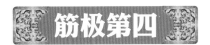

筋极第四

原文译注

（原文）凡筋极者主肝也，肝应筋，筋与肝合，肝有病从筋生。

（译文）

凡是筋极病，都主肝，肝与筋相应，筋与肝相合，肝有病从筋生。

（原文）扁鹊云：筋绝不治九日死，何以知之？手足爪甲青黑，呼骂口不息，筋应足厥阴，足厥阴气绝，则筋缩引卵与舌，筋先死矣。

（译文）

扁鹊说：患筋脉败绝不治之病，九天就会死去，如何才能知道呢？其症状是手足指甲青黑，呼骂声从不停止。筋与足厥阴经相应，足厥阴经脉气绝就会导致筋缩而牵引睾丸与舌，此时筋已经先死了。

橘皮通气汤

（原文）治筋实极则咳，咳则两胁下缩痛，痛甚则不可转动方。

橘皮（四两）、白术、石膏（各五两）、细辛、当归、桂心、茯苓（各二两）、香豉（一升）。

上八味㕮咀，以水九升，煮取三升，去滓，分三服。

译文

橘皮通气汤

治筋实极而导致的咳嗽，两胁下缩痛，痛得不能转侧的药方。

橘皮四两，白术、石膏各五两，细辛、当归、肉桂、茯苓各二两，淡豆豉一升。

将以上八味药切碎，用九升水煎煮，取汁三升，去渣，分三次服用。

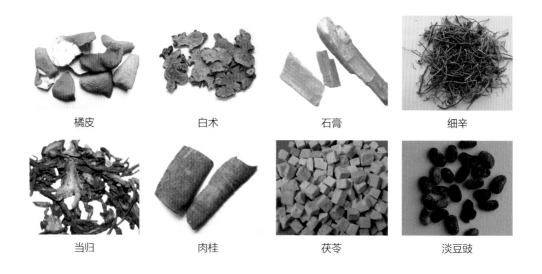

橘皮	白术	石膏	细辛
当归	肉桂	茯苓	淡豆豉

坚癥积聚第五

原文译注

原文 病有积有聚，何以别之？答曰：积者，阴气也；聚者，阳气也。故阴沉而伏，阳浮而动，气之所积，名曰积；气之所聚名曰聚。故积者，五脏之所生；聚者，六腑之所成。故积者阴气也，其始发有常处，其痛（一作病）不离其部，上下有所终始，左右有所穷已。聚者阳气也，其始发无根本，上下无所留止，其痛无常处①，谓之聚也。故以是别知积聚也。

译文

病有积有聚，如何来区分它们呢？回答说：积，是阴气积；聚，

是阳气聚。所以阴气下沉而隐伏，阳气上浮而发动。阴气所积称为
积；阳气所聚称为聚。因此，积是由五脏生成的；聚是由六腑生成
的。积的是阴气，它在开始时有固定的地方，作痛从不离开经脉的分
属部位，上下有始有终，左右有穷有尽。聚的是阳气，它在开始时就
没有根本，上下没有留止，作痛没有固定的地方。因此，就是通过这
些来分辨病的积与聚。

三台丸

原文 治五脏寒热积聚，胪胀肠鸣而噫，食不生肌肤，甚者呕逆方。

大黄（熬）、前胡（各二两）、硝石、葶苈、杏仁（各一升）、厚朴、附
子、细辛、半夏（各一两）、茯苓（半两）。

上十味，末之，蜜和，捣五千杵，服如梧子五丸，稍加至十丸，以知
为度。

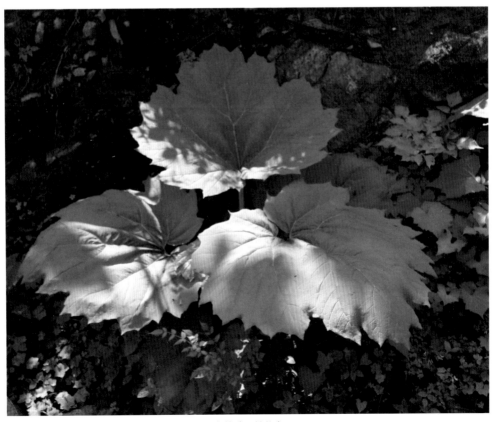

大黄（原植物）

三台丸

治五脏寒热积聚而致的腹中胀满、肠鸣而嗳气，饮食无法充养肌肤，严重的呕逆的药方。

大黄（熬）、前胡各二两，硝石、葶苈子、杏仁各一升，厚朴、附子、细辛、半夏各一两，茯苓半两。

将以上十味药切捣并过筛取末，用蜜调和，反复捣研，制成梧桐子般大小的丸，每次服用五丸，若服后不愈，可逐渐加至十丸，以痊愈为度。

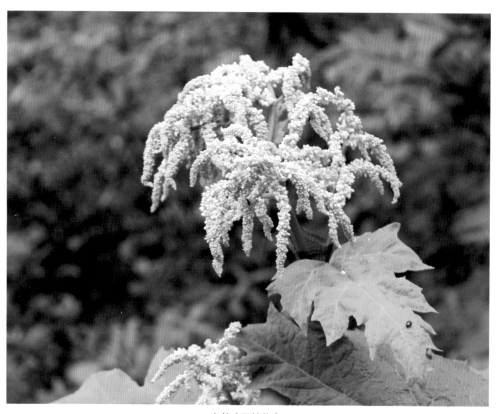

大黄（原植物）

注　释

①无常处：没有固定的地方。

卷十二 胆腑

【本篇精华】

1. 论述胆腑脉及各种胆腑病。

2. 介绍胆虚实导致的病症的治疗方法。

3. 介绍咽喉病、吐血等各种病症的药方。

胆腑脉论第一

原文译注

原文 胆病者，善太息①，口苦呕宿汁，心澹澹恐如人将捕之，咽中介介然，数唾候。在足少阳之本末，亦见其脉之陷下者灸之。其寒热刺阳陵泉。若善呕有苦长太息。心中澹澹善悲恐如人将捕之。邪在胆，逆在胃，胆液则口苦，胃气逆则呕苦汁，故曰呕胆，刺三里以下，胃气逆，刺足少阳血络以闭胆却调其虚实，以去其邪也。

译文

胆腑发生病变的，时常叹息，口中苦涩，呕吐宿汁，心中不安定，多恐惧，像是有人来逮捕他一样。咽喉中像是有梗阻，常吐唾液，这种证候的治疗方法，可诊察足少阳的起止端，看其脉的陷下处并灸，病人患寒热症时应刺阳陵泉穴。若病人常呕，有苦汁，长长地叹息，心中不安，多悲伤，多恐惧，像别人要抓捕他一样，这是邪气在胆，而上逆于胃。由于胆液泄出而口苦，因为胃气上逆而呕苦汁，故称呕胆。其治疗方法是刺足三里以下穴位。对胃气上逆的病人，可刺足少阳血络，以使其胆闭藏，再调节其虚实邪正之气，以消除其邪气。

注 释

①善太息：时常叹息。

胆虚实第二

原文译注

胆实热

原文 左手关上脉阳实者，足少阳经也。病苦腹中气满，饮食不下①，咽干头痛，洒洒恶寒，胁痛，名曰胆实热也。

译文

胆实热

左手关部脉象阳实的，是足少阳胆经阳实的征象。其病症状为腹中气满、吃不下饭、咽喉干、头痛、恶寒、胁痛，名为胆实热。

半夏汤

原文 治胆腑实热精神不守泻热方。

半夏、宿姜（各三两）、黄芩（一两）、生地黄（五两）、远志、茯苓（各二两）、秫米（一升）、酸枣仁（五合）。

上八味㕮咀，以千里长流水五斗煮秫米，令蟹目沸扬之千余遍，澄清，取九升煮药，取三升半分三服。

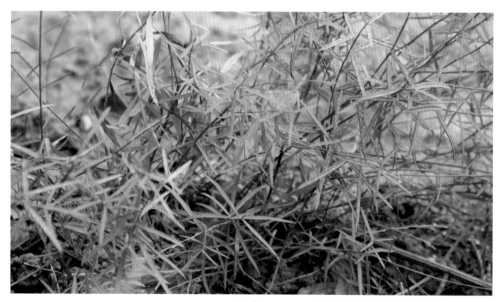

远志

半夏汤

治胆腑实热所致的精神不宁的药方。

半夏、宿姜各三两，黄芩一两，生地黄五两，远志、茯苓各二两，秫米一升，酸枣仁五合。

将以上八味药分别切碎，先用五斗千里长流水煎煮秫米，煎至沸腾如蟹目状，反复搅和并扬汤，澄清，取九升煎煮上药，取药汁三升半，分三次服用。

胆虚寒

原文 左手关上脉阳虚者，足少阳经也。病苦眩厥痿，足趾不能摇，躄②不能起，僵仆目黄，失精，名曰胆虚寒也。

胆虚寒

左手关部脉象阳虚的，是足少阳胆经阳虚的征象。其病的症状是晕眩痿厥，足趾不能摇动，足病不能行走，动则跌倒，眼睛发黄，视物不清，名叫胆虚寒。

温胆汤

原文 治大病后虚烦不得眠，此胆寒故也，宜服此方。

半夏、竹茹、枳实（各二两）、橘皮（三两）、甘草（一两）、生姜（四两）。

上六味㕮咀，以水八升煮取二升，分三服。

温胆汤

治大病后胆寒而致的虚烦不得入眠的药方。

半夏、竹茹、枳实各二两，橘皮三两，甘草一两，生姜四两。

将以上六味药分别切碎，用八升水煎煮，取汁二升，分三次服用。

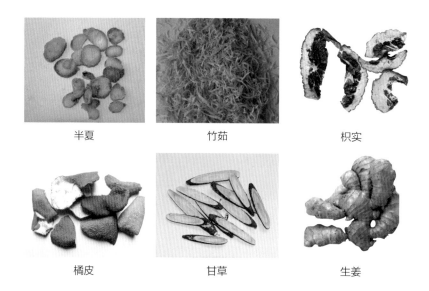

| 半夏 | 竹茹 | 枳实 |
| 橘皮 | 甘草 | 生姜 |

①饮食不下：吃不下饭。

②躄：跛脚。

咽门论第三

原文译注

原文 夫咽门者，应五脏六腑往来神气阴阳通塞之道也。喉咙包囊舌者，并津液调五味之气本也，不可不研乎。咽门者，肝胆之候也，主通五脏六腑津液神气应十二时。若脏热则咽门闭而气塞，若腑寒则咽门破而声嘶。

译文

咽门，与五脏六腑相应，是神和气的往与来及阴和阳的通与塞的道路。喉咙、包囊、舌头、津液是调五味的气本，不能不细加研究。咽门是肝胆的外候，主要功能是疏通五脏六腑的津液与神气，与十二时辰相应。如果五脏热，咽门就会关闭，气也就堵塞了；如果六腑寒，那么咽门就会裂开，而导致声音嘶哑。

髓虚实第四

原文译注 ....➤

原文 髓虚者，脑痛不安，实者勇悍①。凡髓虚实之应主于肝胆。若其腑脏有病，病从髓生，热则应脏，寒则应腑。

译文 　　髓虚的人脑痛不安，髓实的人勇敢强悍。髓的虚与实，都受肝胆掌管。如果腑脏有病从髓发生，热则表现于五脏，寒则表现于六腑。

柴胡发泄汤

原文 治体实勇悍惊热主肝热方。

柴胡、升麻、黄芩、细辛、枳实、栀子仁、芒硝（各三两）、淡竹叶、生地黄（各一升）、泽泻（四两）。

上十味㕮咀，以水九升煮取三升，去滓，分三服。

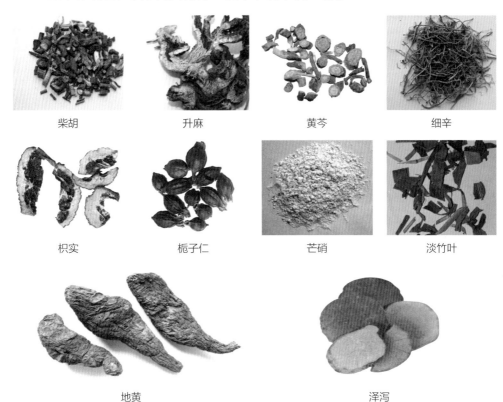

柴胡　　　　　　　升麻　　　　　　　黄芩　　　　　　　细辛

枳实　　　　　　　栀子仁　　　　　　芒硝　　　　　　　淡竹叶

地黄　　　　　　　　　　　　　　泽泻

柴胡发泄汤

治髓实肝热而致的勇悍①、惊悸、发热等的药方。

柴胡、升麻、黄芩、细辛、枳实、栀子仁、芒硝各三两，淡竹叶、生地黄各一升，泽泻四两。

将以上十味药，用九升水煎煮，取汁三升，去渣，分三次服用。

注　释

①勇悍：勇敢强悍。

风虚杂补酒煎第五

原文译注

五加酒

原文　治虚劳不足方。

五加皮、枸杞根白皮（各一斗）。

上二味咬咀，以水一石五斗煮取汁七斗，分取四斗浸曲一斗，余三斗用拌饭下米，多少如常酿法，熟压取服之，多少任性，禁如药法，倍日将息。

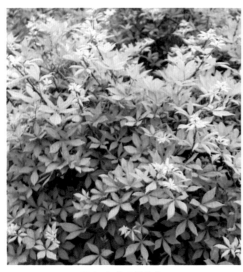

五加皮（原植物）

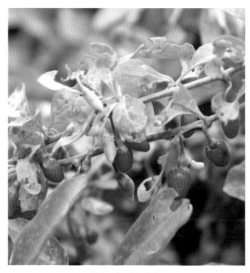

枸杞（原植物）

译文

五加酒

治虚劳不足的药方。

五加皮、枸杞根白皮各一斗。

将以上二味药分别切碎，用一石五斗水煎煮，取汁七斗，先取四斗浸一斗曲药，其余三斗用来拌饭，按照常法酿酒，酒成后随意饮服，其禁忌与药物禁忌相同，并应注意休息调养。

小鹿骨煎

原文 治一切虚羸皆服之方。

鹿骨（一具，碎），枸杞根（切，二升）。

上二味各以水一斗，别器各煎汁五升，去滓澄清，乃合一器同煎，取五升，日二服尽。

译文

小鹿骨煎

治体虚瘦弱的药方。

鹿骨（碎）一具，枸杞根（切）二升。

将以上二味药分别用一斗水煎煮，各取汁五升，去渣澄清，然后混合到一个容器内再煎，取汁五升，分两次服用，一日两次。

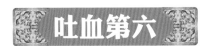

吐血第六

原文译注

原文 禀丘云：吐血有三种，有内衄，有肺疽，有伤胃。

译文

禀丘说：吐血有三种情况，有的是因为内衄，有的是因为肺疽，有的是因为伤胃。

生地黄汤

（原文）治忧恚①呕血烦闷少气胸中痛方。

生地黄（一斤）、大枣（五十枚）、阿胶、甘草（各三两）。

上四味㕮咀，以水一斗煮取四升，分四服，日三夜一。

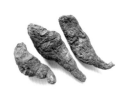
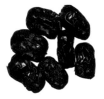
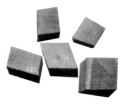
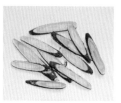

| 地黄 | 大枣 | 阿胶 | 甘草 |

（译文）

生地黄汤

治忧虑易怒、烦闷、呕血、少气、胸中疼痛等的药方。

生地黄一斤，大枣五十枚，阿胶、甘草各三两。

将以上四味药切碎，用一斗水煎煮，取汁四升，分四次服用，白天三次，夜间一次。

注 释

①忧恚：忧虑易怒。

万病丸散第七

原文译注

三物备急丸

（原文）用疗心腹诸疾，卒暴百病。

大黄、干姜、巴豆（各等份）。

上皆须精新，多少随意。先捣大黄、干姜下筛为散，别研巴豆如脂，纳散中合捣千杵，即尔用之为散，亦好用蜜为丸。以暖水若酒服大豆许三枚，老小量与。须臾未醒，更与三枚，腹中鸣转得吐利便愈，若口已噤，可先和成汁，倾口中令从齿间得入至良。

三物备急丸

用于治中恶客忤，暴病胀满而致的心腹胀满刺痛、口噤不开、气息迫急，或突然休克、不省人事等。

大黄、干姜、巴豆各等份。

以上三味药都须取新品，不限量。先将大黄、干姜切捣并过筛制成散药，另将巴豆研成脂状，放入散药中反复捣研，用蜜调和，制成大豆般大小的药丸，每次用温水或酒送服三枚，老人、小儿酌减。若服后一会儿病人还没有苏醒，可再服用三丸，服后以肠鸣吐利为度。如果病人口噤不能下咽，可将丸化汁灌服。

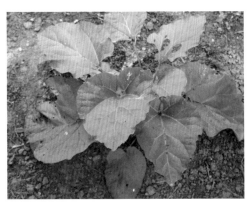

大黄

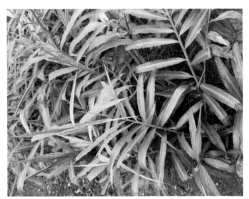

姜

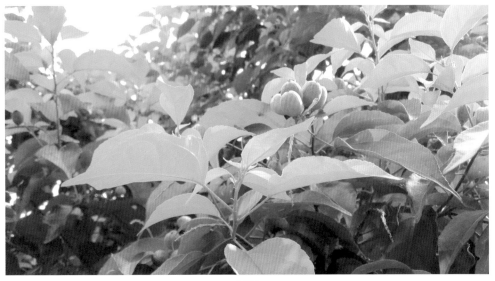

巴豆

卷十三 心脏

【本篇精华】

1. 论述心脉及各种心病。

2. 介绍心脏虚实导致的病症的治疗方法。

3. 介绍心劳病、脉极病、心腹痛、胸痹等各种病症的药方。

心脏脉论第一

原文译注

原文 凡心脏象火，与小肠合为腑，其经手少阴，与太阳为表里。其脉洪，相于春，旺于夏，夏时万物洪盛，垂枝布叶皆下垂如曲，故名曰钩。心脉洪大而长，洪则卫气实，实则气无从出，大则营气萌，萌洪相薄可以发汗，故名曰长。长洪相得，即引水浆溉灌经络，津液皮肤。太阳洪大皆是母躯，幸得戊己，用牢根株。

译文

　　心脏在五行上属火，和小肠合为腑，心的经脉是手少阴经，与手太阳经结为表里。心脉是洪脉，在春天开始上升，在夏天达到最旺。夏季万物昌盛，枝繁叶茂，都下垂弯曲，故夏天称心脉为钩脉。心脉洪大且长，就会卫气充实，心气则无处泄出，心脉大就会容气萌动，萌动的容气与洪大的卫气相迫，可以使汗发出，故称心脉为长。长与洪相得益彰，即引导体液灌溉经络，用津液滋润皮肤。手太阳经脉象洪大，都是因为母体有幸获得戊己土，使得根基牢固的缘故。

心虚实第二

原文译注

心实热

原文 左手寸口人迎以前脉阴实者，手少阴经也，病苦闭大便不利，腹满，四肢重，身热，名曰心实热也。

译文

心实热

左手寸口、人迎以前部位脉象阴实的，即手少阴经阴实的征象。其病苦于闭塞、大便不利、腹满、四肢沉重、身体发热，这种病名为心实热。

心虚寒

原文 左手寸口人迎以前脉阴虚者，手少阴经也。病苦悸恐不乐，心腹痛难以言，心如寒恍惚，名曰心虚寒也。

译文

心虚寒

左手寸口、人迎以前部位脉象阴虚的，即手少阴经阴虚。其病苦于惊恐不乐、心腹疼痛、说话困难、心神恍惚，这种病名为心虚寒。

心小肠俱虚

原文 左手寸口人迎以前脉阴阳俱虚者，手少阴与巨阳经俱虚也。病苦洞泄，若寒少气，四肢厥①，肠澼，名曰心小肠俱虚。

译文

心小肠俱虚

左手寸口、人迎以前部位脉象阴阳俱虚的，是手少阴与手太阳经俱虚之象。其病苦于洞泄，如中寒少气、四肢厥冷、下痢，这种病名为心小肠俱虚。

注 释

①四肢厥：四肢厥冷。

脉虚实第三

原文译注

原文 凡脉虚者好惊跳不定，脉实者洪满。凡脉虚实之应主于心小肠。若其腑脏有病，从热生则应脏，寒则应腑也。

译文

脉虚的脉象易惊跳不定，脉实的脉象洪满。大凡与脉虚实相应的，主要在于小肠和心脏，若脏腑有病，因热而生的病就显现在心脏上，因寒而生的病就显现在小肠腑上。

防风丸

原文 补虚调中，治脉虚惊跳不定，乍来乍去，主小肠腑寒方。

防风、肉桂、通草、茯苓、远志、麦冬、甘草、人参、白石英（各三两）。

上九味为末，白蜜和丸，如梧子大，酒服三十丸，日再，加至四十丸。

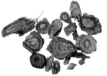

防风

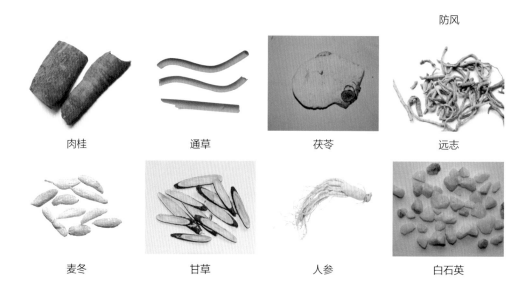

| 肉桂 | 通草 | 茯苓 | 远志 |
| 麦冬 | 甘草 | 人参 | 白石英 |

防风丸

能补虚调中，治小肠腑寒而导致的脉虚惊跳不定、忽来忽去的药方。

防风、桂心、通草、茯苓、远志、麦冬、甘草、人参、白石英各三两。

将以上九味研为细末，用蜂蜜调和成梧桐子大小的丸，每次用酒送服三十丸，每日两次，可逐渐加至四十丸。

心腹痛第四

原文译注

原文 寒气卒客于五脏六腑，则发卒心痛胸痹。感于寒，微者为咳，甚者为痛为泄，厥心痛与背相引，善瘛如物从后触其心。身伛偻者肾心痛也。厥心痛腹胀满。心痛甚者，胃心痛也。厥心痛如以针锥刺其心，心痛甚者脾心痛也。厥心痛，色苍苍[①]如死灰状，终日不得太息者，肝心痛也。厥心痛，卧若从心间痛，动作痛益甚，色不变者，肺心痛也。

译文 寒气突然侵袭五脏六腑，就会猝发心痛胸痹。如果感受了寒邪，轻微的会咳嗽，严重的则发痛为泄。厥心痛（五脏气机逆乱搅心而导致的心痛）牵引后背，易发狂，好像有东西从后面刺激心脏。身体伛偻的，是肾心痛、厥心痛、腹胀满；心痛得厉害的，是胃心痛；好像用针锥刺心脏，心痛得更厉害的是脾心痛、厥心痛；脸色苍白如死灰，终日不能叹息一声的，是肝心痛；厥心通，如果睡卧时从心间发痛，且有所动作就痛得更厉害，而且脸色不变的，是肺心痛。

桂心三物汤

原文 治心中痞诸逆悬痛方。

桂心、生姜（各二两）、胶饴（半斤）。

上三味，取二味㕮咀，以水六升煮取三升，去滓，纳饴，分三服。

译文

桂心三物汤

治心中痞色以及诸气上逆而致的心下悬痛的药方。

桂心、生姜各二两,胶饴半斤。

以上三味药,取桂心和生姜分别切碎,用六升水煎煮,取汁三升,去渣,放入胶饴烊化,分三次服用。

注 释

①色苍苍:形容脸色苍白的样子。

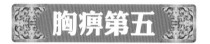

原文译注

原文 胸痹之病,令人心中坚满痞急痛,肌中苦痹绞急如刺,不得俯仰,其胸前皮皆痛,手不得犯,胸中幅幅而满,短气咳唾引痛,咽塞不利①,习习如痒,喉中干燥,时欲呕吐,烦闷,自汗出,或彻引背痛,不治之,数日杀人。

译文

患上胸痹病的人,会心中坚满、痞急、疼痛,肌肉疼痛不堪,绞急如有针刺,不得俯仰,胸前皮肉都痛,手不得触摸,胸中满,气短,咳嗽、吐口水都会牵引生痛,咽喉阻塞不通,发痒,喉中干燥,时时想呕吐,烦闷,自汗,或者引起背痛,不治的话几天就会丧失性命。

瓜蒌汤

原文 治胸痹病喘息咳唾,胸背痛短气,寸脉沉而迟关上小紧数方。

瓜蒌实(一枚)、半夏(半斤)、薤白(半斤)、枳实(二两)、生姜(四两)。

上五味㕮咀,以白截浆一斗煮取四升,服一升,日三。

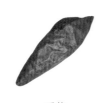
瓜蒌

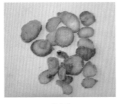
半夏

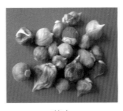
薤白

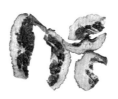
枳实

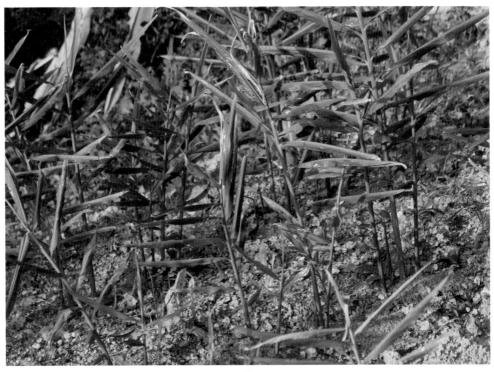
姜

瓜蒌汤

　　治胸痹，症状为喘息、咳嗽、唾痰、胸背疼痛、短气、寸脉沉迟、关脉稍紧而数等的药方。

　　瓜蒌实一枚，半夏半斤，薤白半斤，枳实二两，生姜四两。

　　将以上五味药分别切碎，用一斗白酨浆煎煮，取汁四升，每次服用一升，每日三次。

注 释

①咽塞不利：咽喉阻塞不通。

头面风第六

原文译注

松脂膏

原文 治白秃及痈疽百疮方。

松脂（六两）、矾石、杜衡、雄黄、珍珠、水银、苦参、大黄、木兰、石楠、秦艽、附子（各一两）。

上十二味吹咀，以醋渍一宿，猪膏一斤半煎之，以附子色黄去滓，矾石、雄黄、水银，更着火三沸，安湿地待凝敷上，日三。

译文

松脂膏

治白秃及痈疽百疮的药方。

松脂六两、矾石、杜衡、雄黄、珍珠、水银、苦参、大黄、木兰、石楠、秦艽、附子各一两。

将以上十二味分别切碎，用醋浸泡一宿，次日清晨用一斤半猪膏煎熬，煎至附子呈黄色，去渣，加入矾石、雄黄、水银，再生火煎三沸后，取下放在湿地上让其凝固成膏，外敷患处，每日三次。

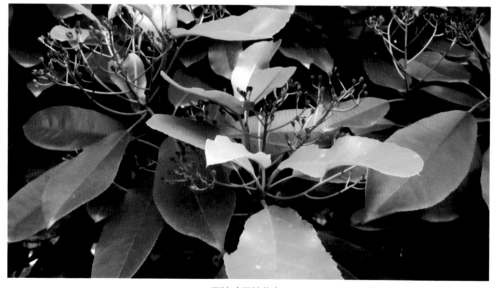

石楠（原植物）

卷十四 小肠腑

【本篇精华】

1. 论述小肠脉腑及各种小肠病。

2. 介绍小肠虚实导致的病症的治疗方法。

3. 介绍风眩、风癫、健忘等各种病症的药方。

小肠腑脉论第一

原文译注

原文 小肠病者小腹痛，腰脊控睾而痛，时窘之后，复耳前热。若寒甚，独肩上热，及手小指次指之间热。若脉滑者，此其候也。

译文

如果小肠发生病变，就会小腹疼痛、腰脊疼痛而牵引睾丸，严重时往后动，且耳前发热，或非常寒冷，只有肩上部热，以及小手指和次指之间热。如果脉滑，这是小肠病变的临床表现。

小肠虚实第二

原文译注

小肠实热

原文 左手寸口人迎以前脉阳实者，手太阳经也，病苦身热，来去汗不出。心中烦满，身重，口中生疮，名曰小肠实热也。

译文

柴胡泽泻汤

原文 治小肠热胀口疮方。

柴胡、泽泻、橘皮、黄芩、枳实、旋覆花、升麻、芒硝（各二两）、生地黄（切，一升）。

上九味哎咀，以水一斗煮取三升，去滓，纳硝，分二服。

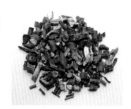

柴胡

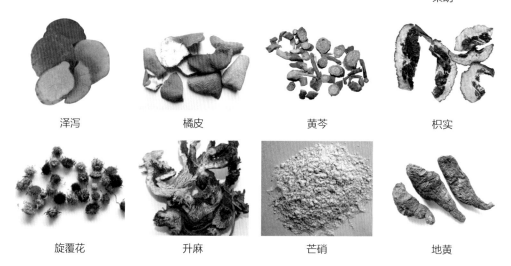

| 泽泻 | 橘皮 | 黄芩 | 枳实 |

| 旋覆花 | 升麻 | 芒硝 | 地黄 |

译文

柴胡泽泻汤

治小肠实热胀满而导致的口中生疮的药方。

柴胡、泽泻、橘皮、黄芩、枳实、旋覆花、升麻、芒硝各二两，生地黄（切）一升。

将以上九味药分别切碎，用一斗水煎煮，取汁三升，去渣，再加入芒硝，分两次服用。

小肠虚寒

 左手寸口人迎以前脉阳虚者，手太阳经也，病苦颅际偏头痛，耳颊痛，名曰小肠虚寒也。

译文
小肠虚寒

　　左手寸口人迎以前部位的脉象为阳虚的，是手太阳经发生病变，会患偏头痛、耳颊痛，这种病名为小肠虚寒。

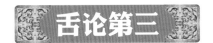

舌论第三

原文译注

原文 舌者心主，小肠之候也。善用机衡①能调五味也。凡有所啖，若多咸则舌脉凝而变色，多食苦则舌皮槁而外毛焦枯，多食辛则舌筋急而爪枯干，多食酸则舌肉肥而唇揭，多食甘则舌根痛而外发落。

译文
　　　　舌，是心和小肠的外在证候。舌在人身上犹如政权的枢纽机关那么重要，能调五味。若多吃咸味，就会使舌脉凝而变色；多吃苦味，就会使舌皮枯槁而体毛焦枯；多食辛味，就会使舌筋急而指甲枯干；多食酸味，就会使舌肉肥而唇之皮膜开裂且外翻；多食甜味，就会使舌根痛而头发脱落。

注 释

①机衡：政权的枢纽机关。

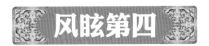

风眩第四

原文译注

原文 徐嗣伯曰：夫风眩之病起于心气不定，胸上蓄实，故有高风面热之所为也。痰热相感而动风，风火相乱则闷瞀，故谓之风眩。大人曰癫，小儿则为痫，其实则一。

译文

　　徐嗣伯说：风眩病起于心气不定、胸上蓄实，所以有高风面热的症状。痰与热相感而引动风，风与心相惑乱就会烦闷目眩，所以称为风眩。其在成年人发病叫癫，在小孩发病叫痫，其实都是一种病。

奔豚汤

原文 治气奔急欲绝方。

　　吴茱萸（一升）、石膏、人参、半夏、川芎（各三分）、桂心、芍药、生姜（各四分）、生葛根、茯苓（各六分）、当归（四两）、李根皮（一斤）

　　上十二味吹咀，以水七升，清酒八升，煮取三升，分三服。

译文

奔豚汤

　　治奔豚气，症状为气急奔出、马上就要断气等的药方。

　　吴茱萸一升、石膏、人参、半夏、川芎各三分，桂心、芍药、生姜各四分，生葛根、茯苓各六分，当归四两，李根皮一斤。

　　将以上十二味分别切碎，用水七升、清酒八升煎煮，取汁三升，分三次服用。

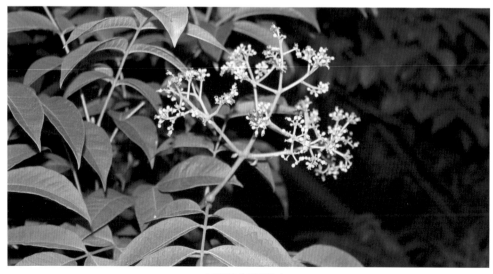

吴茱萸（原植物）

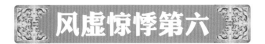

风癫第五

原文译注

原文 黄帝问曰：人生而病癫疾者安所得之？岐伯对曰：此得之在腹中时，其母数有所大惊[①]也，气上而不下，精气并居，故令子发为癫疾。病在诸阳脉，且寒且热，名曰狂，刺之虚脉，视分尽热病已而止。病癫初发，岁一发不治，月一发不治，四五日一发，名曰癫疾，刺诸分。其脉尤寒者以针补之，病已止。

译文

　　黄帝问道：人有生下来就患癫疾的，那么疾病是从哪里得来的呢？岐伯回答说：这是因为孩子在母腹中时，母亲屡次受到过度惊吓、刺激，使气只上而不下，精与气共居一处，所以使孩子发生癫疾。病在诸阳脉的，时寒时热，名叫狂，应该刺其虚脉，察看其分属部位全部发热且病痊愈了才停止。刚开始发癫痫病的，一年发作一次；如果不治疗，就会一月发作一次；仍然不治疗的，就会四五天发作一次，这就是癫疾，治疗时应当刺其诸分肉，其脉尤其寒的，要以针补其气，直到病愈才停止。

注　释

　　①大惊：受到过度惊吓。

风虚惊悸第六

原文译注

茯神汤

原文 治风经五脏大虚惊悸安神定志方。

　　茯神、防风（各三两）、人参、远志、甘草、龙骨、桂心、独活（各二两）、白术（一两）、酸枣（一升）、细辛、干姜（各六两）。

　　上十二味吹咀，以水九升煮取三升，分三服。

茯神汤

治风邪入侵五脏，脏气大虚而导致的惊悸不宁等的药方。

茯苓、防风各三两，人参、远志、甘草、龙骨、肉桂、独活各二两，白术一两，酸枣仁一升，细辛、干姜各六两。

将以上十二味分别切碎，用九升水煎煮，取汁三升，分三次服用。

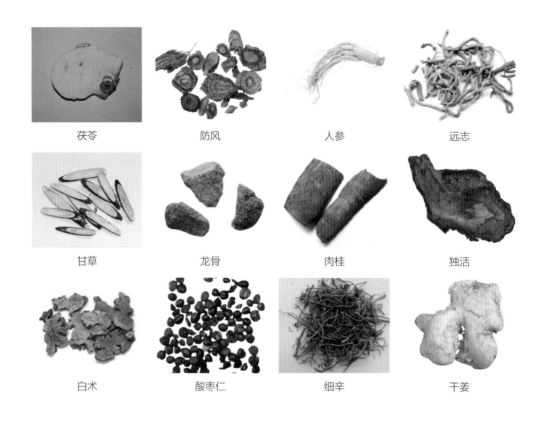

茯苓	防风	人参	远志
甘草	龙骨	肉桂	独活
白术	酸枣仁	细辛	干姜

好忘第七

原文译注

孔子大圣智枕中方

原文 常服令人大聪①。

龟甲、龙骨、石菖蒲、远志。

上四味等分治，下筛，酒服方寸匕，日三。

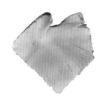
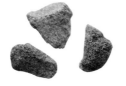
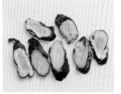
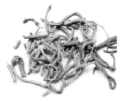

| 龟甲 | 龙骨 | 石菖蒲 | 远志 |

译文

孔子大圣智枕中方

长期服用使人听力特别好。

龟甲、龙骨、石菖蒲、远志各等份。

以上四味药，分别研捣过筛后调制成散药，每次用酒送服方寸匕，每日三次。

注 释

①大聪：听力特别好。

卷十五 脾脏

【本篇精华】

1. 论述脾脉及各种脾病。

2. 介绍脾脏虚实导致的病症的治疗方法。

3. 介绍脾劳病、肉极病、便秘、下痢等各种病症的药方。

脾脏脉论第一

原文译注

原文 （脾）荣华于舌，外主肉，内主味，脾重二斤三两，扁广三寸，长五寸，有散膏半斤，主裹血，温五脏。主藏营，秩禄号为意脏，随节应会，故曰脾藏营，营舍意，在气为噫，在液为涎。脾气虚则四肢不用，五脏不安，实则腹胀泾溲不利[①]。

译文

　　舌是脾色诊的器官，脾外主肌肉的营养，内主滋味的运化，脾重二斤三两，宽三寸，长五寸，有散膏半斤，主管血液，温暖五脏，主藏营气，名为意脏，与时节相应会，所以说脾藏营气，营藏意。脾在气表现为噫，在液表现为涎。脾气虚就会四肢不能随意举动，五脏不安稳；脾气实就会腹胀，大小便不畅。

注　释

①泾溲不利：大小便不畅。

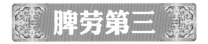

脾虚实第二

原文译注

脾实热

原文 右手关上脉阴实者，足太阴经者。病苦足寒胫热，腹胀满，烦扰不得卧，名曰脾实热也。

译文

脾实热

右手关上脉象阴实的，即足太阴经阴实。其病苦于足寒胫热、腹胀满、烦扰不得安眠，这种病名为脾实热。

脾虚冷

原文 右手关上脉阴虚者，足太阴经也。病苦泄注，腹满气逆，霍乱、呕吐、黄疸、心烦不得卧、肠鸣，名曰脾虚冷也。

译文

脾虚冷

右手关上脉象阴虚的，即足太阴经阴虚。其病有泄注之苦，腹满气逆、霍乱、呕吐、黄疸、心烦不得安眠、肠中鸣叫，这种病名为脾虚冷。

脾劳第三

原文译注

原文 凡脾劳病者，补肺气以益之，肺旺则感于脾。是以圣人春夏养阳气，秋冬养阴气，以顺其根本矣。

译文

凡是患脾劳病的人，都应当补益肺气，肺气旺盛就会带动脾。所以，圣人在春夏季养阳气，在秋冬季养阴气，以顺应根本。

肉极论第四

原文译注

原文 凡肉极者，主脾也。脾应肉，肉与脾合，若脾病则肉变色。又曰：至阴遇病为肌痹，肌痹不已，复感于邪，内舍于脾，体痒淫淫如鼠走，其人身上津液脱，腠理开，汗大泄，鼻端色黄是其相也。

译文

患上肉极病，主脾生病。脾与肉相应，肉与脾相合，如果脾生病，那么肉就会变色。阴经遇病就生为肌痹肌肉麻木，而疼痛肌痹还没有痊愈，再次感受到病邪，病邪在体内侵入脾脏之中，于是身体发痒，就好像有老鼠在爬行一样，津液脱，皮肤腠理张开，汗液大泄，鼻端颜色泛黄，这些都是肉极病的症状。

肉虚实第五

原文译注

原文 夫肉虚者，坐不安席，身危变动。肉实者，坐安不动，喘气。肉虚实之应主于脾。若其脏腑有病从肉生，热则应脏，寒则应腑。

译文

患上肉虚病的人，坐不安席，好动；患肉实的人，坐得安静，不爱动，气喘不定。肉虚实会反映在脾上。如果脏腑因肉生病，是热病就会反映在脾脏上，寒病就会反映在胃腑上。

秘涩第六

原文译注

原文 凡大便不通，皆用滑腻之物及冷水以通之也。凡候面黄者，即知大便难。

译文 凡是大便不通，都可以用滑腻的东西及冷水来疏通。人只要出现面黄的症状，便知道是大便困难。

三黄汤

原文 治下焦热结不得大便方。

大黄（三两）、黄芩（三两）、甘草（一两）、栀子（二十枚）。

上四味㕮咀，以水五升煮取一升八合，分三服。若大闭①，加芒硝二两。

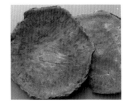
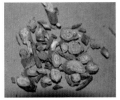
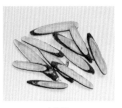
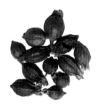

| 大黄 | 黄芩 | 甘草 | 栀子 |

译文

三黄汤

治下焦热结，不能大便的药方。

大黄三两，黄芩三两，甘草一两，栀子二十枚。

将以上四味药分别研细，用五升水煎煮，取汁一升八合，分三次服用。若大便非常秘结，可加二两芒硝。

注 释

①大闭：大便非常秘结。

热痢第七

原文译注

原文 凡痢病通忌生冷醋滑，猪鸡鱼油，乳酪酥干，脯酱粉咸。所食诸食，皆须大熟烂为佳，亦不得伤饱①，此将息之大经也。若将息失所，圣医不能救。

译文

凡是痫病，一律要忌生、冷、醋、滑食，猪肉、鸡肉、鱼肉，乳、酪、酥、干肉，酱、粉、咸食。所吃的各种食物，都必须煮得十分熟烂才好。患痫的人，也不能饮食过饱，这些都是休息调养的基本原则。若休息不恰当，就算是圣医也毫无办法。

乌梅丸

原文 下痢热诸治不瘥方。

乌梅（一升）、黄连（一斤，金色者）。

上二味蜜丸如梧子，服二十丸，日三夜二。

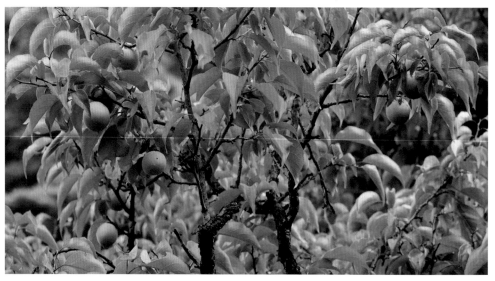

乌梅（原植物）

译文

乌梅丸

治疗下痢而热，试了很多方法都不能治愈的，可用此方。

乌梅一升，黄连（金色的）一斤。

将以上二味药研成粉末，用蜜调和，每次服用如梧桐子般大小的丸二十丸，白天服用三次，夜间服用两次。

注　释

①伤饱：饮食过饱。

冷痢第八

原文译注

原文 旧治痢于贵胜用建脾丸，多效，今治积久冷痢，先以温脾汤下讫，后以建脾丸补之，未有不效者。贫家难以克办，亦无可将息也。

译文 旧时那些地位尊贵、家境富裕的人家，在治下痢时，用健脾丸非常有效。今治积久冷痢，先以温脾汤下讫，后以建脾丸补之，未有不效者。贫家难以克办，亦无可将息也。

健脾丸

原文 治虚劳羸瘦身体重，脾胃冷，饮食不消，雷鸣腹胀，泄痢不止方。

钟乳粉（三两）、赤石脂、神曲、大麦、当归、黄连、人参、细辛、龙骨、干姜、茯苓、石斛、肉桂（各二两）、附子（一两）、花椒（六两）。

上十五味为末，白蜜丸如梧子大，酒服十丸，日三，加至三十丸。

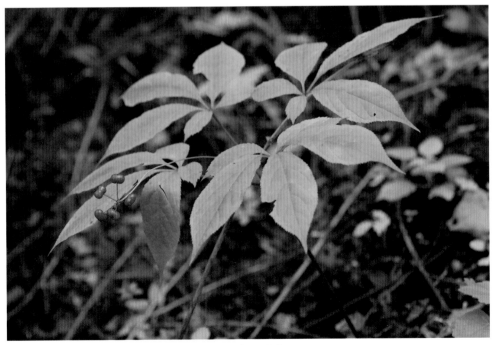

人参（原植物）

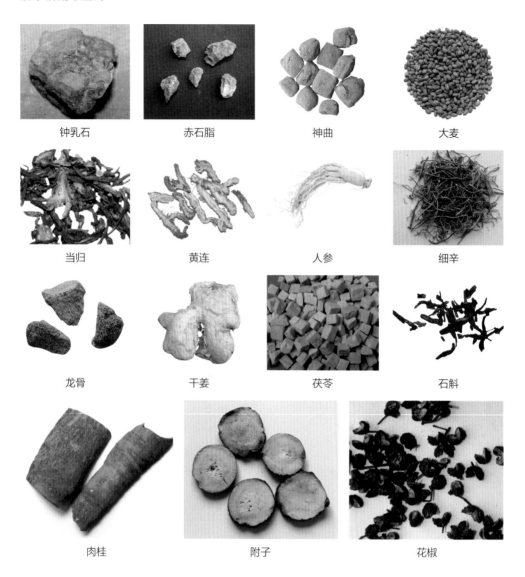

钟乳石　　　赤石脂　　　神曲　　　大麦

当归　　　黄连　　　人参　　　细辛

龙骨　　　干姜　　　茯苓　　　石斛

肉桂　　　附子　　　花椒

译文

健脾丸

治虚劳羸瘦，身体沉重，脾胃虚冷而导致的饮食不消化、腹中雷鸣腹胀、泻痢不止等的药方。

钟乳石粉三两，赤石脂、神曲、大麦、当归、黄连、人参、细辛、龙骨、干姜、茯苓、石斛、桂心各二两，附子一两，花椒六两。

将以上十五味研为末，用白蜜调和，制成梧桐子大小的药丸，每次用酒送服十九，每日三次，可逐渐加至三十九。

疳湿痢第九

原文译注

原文 凡疳湿之病，皆由暑月多食肥浓油腻，取冷眠睡之所得也。

译文

　　疳湿痢这种病，都是由于在暑热时节过多食用肥腻厚味的食物，又在冷处睡眠而患上的。

硫黄散

原文 治月蚀恶疮息肉方：

　　硫黄、茴茹、斑蝥（各等份）。

　　上三味治，下筛，敷疮上，干者以猪脂和敷之，日三夜一。

译文

　　治疗患月蚀恶疮息肉的药方：

　　硫黄、茴茹、斑蝥各等份。

　　以上三味药拣择捣筛制成散药，用来敷疮。由于药末是干的，应当用猪脂来调和湿润，白天三次，夜间一次。

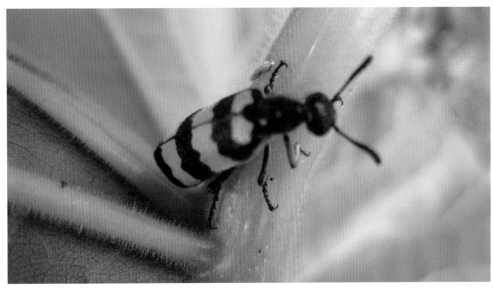

斑蝥

小儿痢第十

温中汤

原文 治小儿夏月积冷，洗浴过度，及乳母亦将冷洗浴，以冷乳饮，儿壮热忽值豪雨凉加之儿，下如水，胃虚弱，则面青肉冷、目陷①、干呕，宜先与此调其胃气下即止方。

干姜、厚朴（各一分）、当归、肉桂、甘草（各三分）、人参、白术、茯苓、桔梗（各二分）。

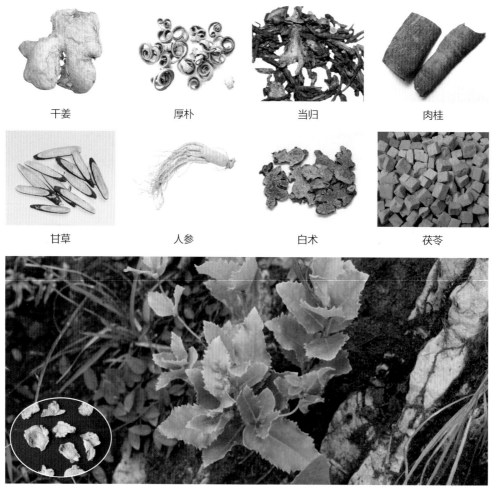

| 干姜 | 厚朴 | 当归 | 肉桂 |

| 甘草 | 人参 | 白术 | 茯苓 |

桔梗

上九味㕮咀，以水二升煮取九合，六十日至百日儿一服二合半，余皆随儿大小。

温中汤

治小儿在夏季受冷次数过多而积冷，或洗浴过度，或乳母冷浴后哺乳，或小儿正热，忽遇暴雨、风寒外袭，以致脾胃虚弱，症状为下痢如水、面青肉冷、眼窝深陷、干呕，宜先用此方调和胃气。

干姜、厚朴各一分，当归、桂心、甘草各三分，人参、白术、茯苓、桔梗各二分。

将以上九味药分别切碎，用二升水煎煮，取汁九合，六十天到百日的小儿每次服二合半，其他小儿依年龄大小酌情增减。

注　释

①目陷：眼窝深陷。

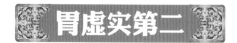

卷十六 胃腑

【本篇精华】

1. 论述胃脉及各种胃病。

2. 介绍胃腑虚实导致的病症的治疗方法。

3. 介绍喉咙痛、反胃、呕吐、噎塞、胀满等各种病症的药方。

胃腑脉论第一

原文译注

原文 胃腑者，主脾也。口唇者，是其候也。脾合气于胃，胃者水谷之腑也。号仓库守内啬吏，重二斤十四两。迂曲屈伸长二尺六寸，大一尺五寸，径五寸。受水谷三斗五升。

译文

胃腑，是受脾主管的，口唇是其外候。脾合气于胃，胃受纳水与谷，号称仓库守内啬吏。胃重二斤十四两，迂回盘屈，长二尺六寸，宽一尺五寸，直径五寸，可以容纳水谷三斗五升。

胃虚实第二

原文译注

胃实热

原文 右手关上脉阳实者，足阳明经也。病苦头痛，汗不出如温疟，唇口干，善哕①，乳痛，缺盆腋下肿痛，名曰胃实热也。

胃实热

右手关上脉象阳实的，是足阳明胃经的征象。病人出现头痛，但不出汗，如同温疟的证候，嘴唇发干、经常呕吐、患乳痈、缺盆腋下肿痛，这种病名为胃实热。

胃虚冷

原文 右手关上脉阳虚者，足阳明经也。病苦胫寒不得卧，恶风寒洒洒，目急，腹痛虚鸣，时寒时热，唇口干，面目浮肿，名曰胃虚冷也。

译文

胃虚冷

右手关上脉象阳虚的，是足阳明胃经的征象。病人出现足胫冰凉、不能睡卧，恶风寒，目急，腹中疼痛，虚鸣，时寒时热，唇口发干，面目浮肿的症状，这种病名为胃虚冷。

注 释

①哕：呕吐。

喉咙论第三

原文译注

原文 喉咙者，脾胃之候也。（重十二两，长一尺二寸，广二寸。其层围十二重，应十二时）。主通利水谷之道，往来神气。若脏热，喉则肿塞气不通，乌翣膏主之。

译文

喉咙是脾胃的外候，重十二两，长一尺二寸，宽二寸，有十二层，与十二时节相对应。其为流通水谷的通道，神和气由此上达头顶，下至全身。若五脏中有热物，喉咙发肿使气堵塞不通，用乌翣膏主治。

反胃第四

原文 寸紧尺涩,其人胸满不能食而吐。吐止者为下之,故不能食。设言未止者,此为胃反①,故尺为之微涩。

译文

寸口部脉象紧、尺部脉象涩,患者就会胸中胸满,不能饮食而呕吐。呕吐停止后又会下泻,故不能饮食。若呕吐不停的,就是反胃,而尺部脉象微而涩。

原文 治胃虚反食下喉便吐方:

人参(一两)、泽泻、甘草、肉桂(各二两)、橘皮、干姜(各三两)、茯苓(四两)、青竹茹(五两)、大黄(六两)。

上九味㕮咀,以水八升,煮取三升,一服七合。日三夜一,已利者去大黄。

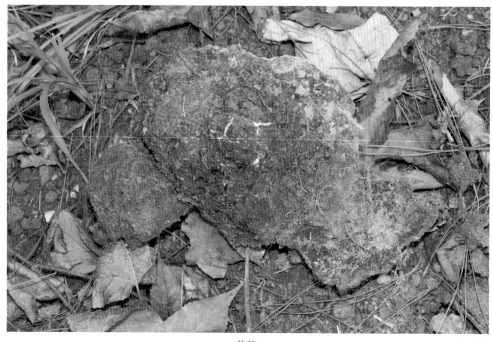

茯苓

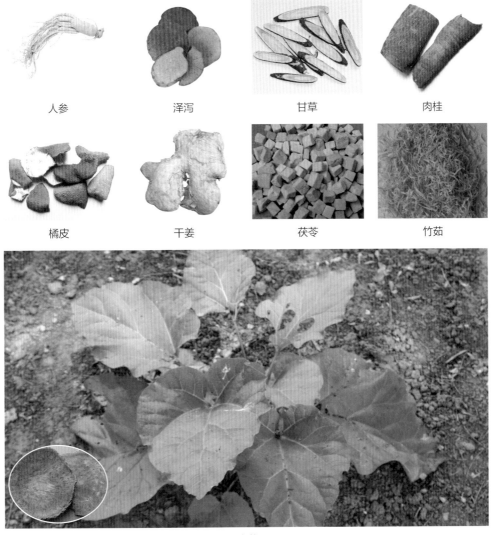

人参　　　　　泽泻　　　　　　甘草　　　　　　肉桂

橘皮　　　　　干姜　　　　　　茯苓　　　　　　竹茹

大黄

译文

治疗胃虚而导致的无法饮食、食物刚到喉咙便呕吐的药方：

人参一两，泽泻、甘草、桂心各二两，橘皮、干姜各三两，茯苓四两，青竹茹五两，大黄六两。

以上九味药分别研细，用八升水煎煮，取汁三升，一次服用七合。白天服用三次，夜间服用一次。病人若已通利，可去掉大黄。

注　释

①胃反：反胃。

呕吐哕逆第五

原文译注

原文 凡服汤呕逆不入腹者，先以甘草三两，水三升煮取二升，服之，得吐。但服之不吐，益佳。消息定，然后服余汤，即流利更不吐也。凡呕者多食生姜，此是呕家圣药。

译文

　　凡是服用汤药而呕吐不能入腹的，先用三两甘草放入三升水中煎煮，取汁二升，服下后就会呕吐。只要服药后不吐就好。等药势安定后，再服用其余汤药，药就会顺利地通流至全身而不再呕吐。凡是呕吐的人可多吃生姜，这是治疗呕吐的圣药。

噎塞第六

原文译注

竹皮汤

原文 治噎声不出方。

　　竹皮、细辛（各二两）、甘草、生姜、通草、人参、茯苓、桂心、麻黄、五味子（各一两）。

　　上十味㕮咀，以水一斗，煮竹皮减二升，去竹皮下药，煮取三升，分三服。

译文

竹皮汤

　　治噎气而不能出声的药方。

　　竹皮、细辛各二两，甘草、生姜、通草、人参、茯苓、桂心、麻黄、五味子各一两。

　　将以上十味药分别切碎，先取竹皮放入一斗水中煎煮，煎至药汁减少了二升，将竹皮除去，加入其余药再煎，取汁三升，分三次服用。

胀满第七

原文译注

原文 病者腹满，按而不痛者为虚，按之痛者为实也。夫腹中满不减，减不足言，此当下之。舌黄，未下者下之，黄自去。腹满时减复如故，此为寒，当得温药。

译文

患有腹胀的病，按起来不痛的，是虚证，按起来痛的是实证。若腹中胀满不能减轻，或即使减轻了也不舒服，此种情况应用泻下法。舌头发黄而无下痢的，下痢后黄色会自然消除。腹胀当时减弱后，一会儿又如同原来一样胀的，为寒症，应当用温药。

温胃汤

原文 治胃气不平，时胀咳，不能食方。

附子、当归、厚朴、人参、橘皮、芍药、甘草（各一两）、干姜（五分）、花椒（三合）。

上九味㕮咀，以水九升，煮取三升，分三服。

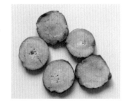

附子

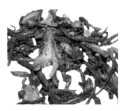

当归

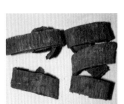

厚朴

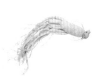

人参

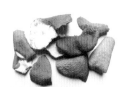

橘皮

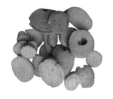

芍药

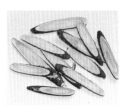

甘草

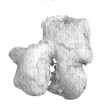

干姜

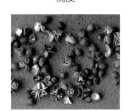

花椒

温胃汤

治胃气不舒而导致的胃脘胀满、咳嗽、不能进食的药方。

附子、当归、厚朴、人参、橘皮、芍药、甘草各一两，干姜五分，花椒三合。

将以上九味药分别切碎，用九升水煎煮，取汁三升，分三次服用。

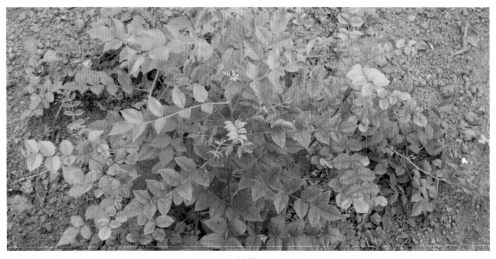

甘草

痼冷积热第八

原文译注

原文 凡人中寒者喜欠，其人清涕出。发热色和者善嚏，凡瞻病①者，未脉望之，口燥清涕出善嚏欠。此人中寒，其人下痢，以里虚故也。欲嚏不能，此人腹中痛。凡寒脉沉弦，脉双弦者寒也。

译文 大凡中寒的人都爱打哈欠、流清涕和发热，面色和缓的爱打喷嚏。医生诊病时，望他的气色，发现患者口干燥、流清涕、爱打喷嚏和呵欠，这个人是中了寒邪，患者还下痢，这是由于里虚的缘故。想打喷嚏而打不出来，这人腹中疼痛。凡是中寒邪的人，脉象都沉而弦；如果脉象双弦的，是寒症。

生姜汤

原文 温中下气方。

生姜（一斤）、甘草（三两）、桂心（四两）。

上三味㕮咀，以水六升，煮取一升半，一服五合，日三服。

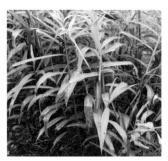 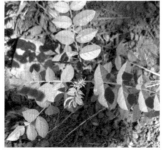 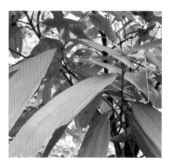

生姜（原植物）　　　　　　甘草（原植物）　　　　　　肉桂（原植物）

译文

生姜汤

能温中下气的药方。

生姜一斤，甘草三两，桂心四两。

将以上三味分别切碎，用六升水煎煮，取汁一升半，每次服用五合，一日三次。

注 释

①瞻病：诊病。

卷十七 肺脏

【本篇精华】

1. 论述肺脉及各种肺病。

2. 介绍肺虚实导致的病症的治疗方法。

3. 介绍肺劳病、气极病、积气、肺痿、肺痈等各种病症的药方。

肺脏脉论第一

原文译注

原文 凡肺脏象金，与大肠合为腑，其经手太阴与阳明为表里。其脉浮，相于季夏，旺于秋，秋时万物之所终，宿叶落柯，萋萋枝条。其机然独在，其脉为微浮，卫气迟，营气数，数则在上，迟则在下，故名曰毛。

译文

肺脏在五行上属金，和大肠合为腑，它的经脉是手太阴经，与手阳明经互为表里。肺脏的脉象为浮脉，肺气在夏季开始健旺上升，在秋季达到最旺。秋季是万物终结的季节，木叶零落，枝茎尤为茂盛繁多，秋气飘荡独存。此时肺脏的脉象是微浮的，因为卫气向下而显迟的脉象，营气向上而显数的脉象，所以将其命名为"毛脉"。

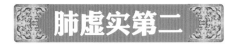

肺虚实第二

原文译注

肺实热

原文 右手寸口气口以前脉阴实者，手太阴经也，病苦肺胀汗出若露，上气喘逆咽中塞如欲呕状，名曰肺实热也。

译文

肺实热

右手寸口气口以前脉象为阴实的，是手太阴肺经阴实的征象，症状为肺胀、汗出若露、上气喘逆、咽喉中堵塞像要呕吐一样，这种病名为肺实热。

肺虚冷

原文 右手寸口气口以前脉阴虚者，手太阴经也。病苦少气，不足以息，咽干不津液，名曰肺虚冷也。

译文

肺虚冷

右手寸口气口以前脉象为阴虚的，是手太阴肺经阴虚的征象，症状为气少不足供应呼吸、喉咙干燥而无津液，这种病名为肺虚冷。

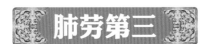

肺劳第三

原文译注

原文 凡肺劳病者，补肾气以益之，肾旺则感于肺矣。人逆秋气，则手太阴不收，肺气焦满，顺之则生，逆之则死。顺之则治，逆之则乱，反顺为逆，是谓关格，病则生矣。

译文

凡是肺劳病，都可以通过补肾气来治疗，若肾旺，旺气就会传到肺。若人违背了秋季时气，肺气就不能收敛，肺上有积热，而导致气郁胀满，若人顺应了时气就能生还，违背时气就会丧命。顺应它就有条不紊，违背它就会混乱不堪。若偏要做违背它的事，就叫作关格，病也就由此而生了。

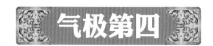

气极第四

原文译注

原文 凡气极者，主肺也。肺应气，气与肺合。又曰：以秋遇病为皮痹，皮痹不已，复感于邪，内舍于肺，则寒湿之气客于六腑也。若肺有病则先发气，气上冲胸，常欲自恚^①。

译文

凡是气极的病症，都受肺主管。肺与气相应，气与肺合。又有另一种说法：肺气在秋天生病的为皮痹，皮痹还未痊愈，又感染病邪，病邪居于肺内，则寒湿之气就侵驻六腑了。若肺有病就会先在气上发作出来，气上冲于胸，故常使人无故发怒。

注 释

①自恚：无故发怒。

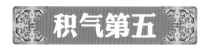

积气第五

原文译注

七气汤

原文 治寒气、热气、忧气、劳气、愁气或饮食为膈气，或劳气内伤，五脏不调，气衰少力方。

干姜、黄芩、厚朴、半夏、甘草、地黄、芍药、瓜蒌根（各一两）、花椒（三两）、枳实（五枚）、人参（一两）、吴茱萸（五合）。

上十二味㕮咀，以水一斗，煮取三升，分三服，日三。

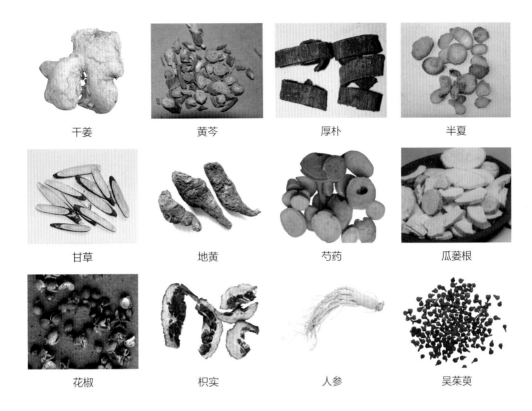

干姜　　　　黄芩　　　　厚朴　　　　半夏

甘草　　　　地黄　　　　芍药　　　　瓜蒌根

花椒　　　　枳实　　　　人参　　　　吴茱萸

译文

七气汤

治寒气、热气、忧气、劳气、愁气，或饮食内伤为膈气，劳气内伤，五脏不调，气力衰少等的药方。

干姜、黄芩、厚朴、半夏、甘草、地黄、芍药、瓜蒌根各一两，花椒三两，枳实五枚，人参一两，吴茱萸五合。

将以上十二味药分别切碎，用一斗水煎煮，取汁三升，分为三服，每日三次。

肺痿第六

原文译注

原文 问曰：寸口脉数，其人病咳，口中反有浊唾涎沫出，何也？师曰：此为肺痿之病。

译文

问：寸口脉数，病人患病咳嗽，口中反而有浓唾涎沫流出，这是为什么呢？老师说：这是肺痿病。

生姜甘草汤

原文 治肺痿咳唾涎沫不止，咽燥而渴方。

生姜（五两）、甘草（四两）、人参（三两）、大枣（十二枚）。

上四味㕮咀，以水七升，煮取三升，去滓，分三服。

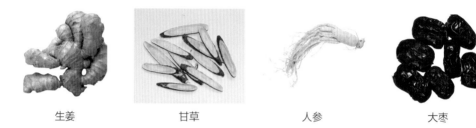

生姜　　　　　甘草　　　　　人参　　　　　大枣

译文

生姜甘草汤

治肺痿，症状为咳唾涎沫、咽燥口渴等的药方。

生姜五两，甘草四两，人参三两，大枣十二枚。

将以上四味药分别切碎，用七升水煎煮，取汁三升，去渣，分为三服。

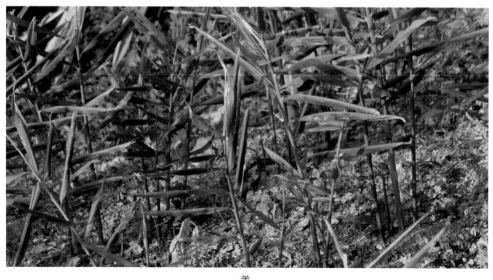

姜

肺痈第七

原文详注

原文 病咳唾脓血，其脉数实者属肺痈，虚者属肺痿。咳而口中自有津液，舌上胎滑，此为浮寒，非肺痿。若口中辟燥，咳即胸中隐隐痛，脉反滑数，此为肺痈也。

译文 患咳唾脓血的病候，其脉数为实的属于肺痈，脉数虚的属于肺痿。咳而口中自有津液，舌苔滑的，这是浮寒，不是肺痿。若口中非常干燥，一咳胸中就隐隐作痛，脉象反滑数的，这是肺痈。

飞尸鬼疰第八

原文详注

原文 凡诸心腹痛，服众方热药入腹，寂然不动，但益气息急者，此尸疰病也。宜先服甘草汁一升，消息少时，服瞿麦汤尽一剂，得下便觉稍宽。并暴坚结宿食，及女人血坚痛，发作无定者，神良。

译文 各种心腹痛的病，服用各种药物，热药入腹后全然无效，只更加气息急的，就是尸疰病。应当先服用甘草汁一升，斟酌病人的反映，一会儿后服用一剂瞿麦汤，泻下后就会觉得清爽多了。对于暴症坚结宿食，女人血坚痛，发病无规律的，都有神奇的疗效。

卷十八 大肠腑

【本篇精华】

1. 论述大肠脉腑及各种大肠病。

2. 介绍大肠虚实导致的病症的治疗方法。

3. 介绍咳嗽、痰饮等各种病症的药方。

大肠腑脉论第一

原文译注

原文 大肠腑者，主肺也，鼻柱中央，是其候也，肺合气于大肠。大肠者，为行道传泻之腑也，号监仓掾。

译文

　　大肠腑，主掌肺，鼻柱中央是其色诊的部位，肺合气在大肠中。

　　大肠是通行疏导传泻的腑脏，称为监仓掾。

大肠虚实第二

原文译注

大肠实热

原文 右手寸口气口以前脉阳实者，手阳明经也。病苦肠满善喘咳，面赤身热，喉咽中如核状，名曰大肠实热也。

译文

大肠实热

　　右手寸口气口以前阳脉实的，即是手阳明经实。病人受肠满之苦，爱咳嗽喘气、面赤身热，咽喉中好像有核状物，这种病为大肠实热。

大肠虚冷

原文 右手寸口气口以前脉阳虚者，手阳明经也。病苦胸中喘，肠鸣虚渴，唇干目急，善惊泄白，名曰大肠虚冷也。

译文

大肠虚冷

右手寸口、气口以前阳脉虚的，即手阳明经虚。症状为胸中气喘不堪、肠中鸣响、虚渴唇干、目急易惊、泻白痢，这种病为大肠虚冷。

肛门论第三

原文译注

原文 肛门者，主大行道，肺、大肠候也，号为通事令史。重十二两，长一尺二寸，广二寸二分。应十二时。若脏伤热，则肛门闭塞大行不通，或肿缩入生疮。若腑伤寒，则肛门开大行洞泄①，肛门凸出，良久乃入。热则通之，寒则补之，虚实和平，根据经调理。

译文

肛门，主掌通行疏导的通道，是肺、大肠诊疾的部位，称为通事令史。肛门重十二两，长一尺二寸，宽二寸二分，与十二时相应。若肺伤热，就会肛门闭塞，大便不通，或肛门发肿，缩入生疮；若大肠伤寒，就会肛门张开，大便通泄，肛门凸出，很久才缩回。伤热就应当开通肛门，伤寒就应当补益，以使虚实和平，要根据医经进行调理。

注 释

①洞泄：大便通泄。

皮虚实第四

原文 夫五脏六腑者，内应骨髓，外合皮毛肤肉。若病从外生，则皮毛肤肉关格强急。若病从内发，则骨髓痛疼。然阴阳表里，内髓外皮，其病源不可不详之也。皮虚者寒，皮实者热。凡皮虚实之，应主于肺大肠。其病发于皮毛，热则应脏，寒则应腑。

译文 　　五脏六腑，在内与骨髓相应，在外与皮毛肤肉相合。如果病从外部生成，就会皮毛肤肉营卫凝滞不畅，皮肉拘急；如果病从内部生成，骨髓就会疼痛。然而阴阳表里，内髓外皮，各种疾病的病源不能不探究清楚。皮虚是由于有寒，皮实是由于有热。凡皮虚实，由肺和大肠主掌。病在皮毛上发作，是热就应在肺上，是寒就应在大肠上。

咳嗽第五

原文 经云：五脏六腑皆令咳，肺居外而近上合于皮毛。皮毛喜受邪，故肺独易为咳也。邪客于肺，则寒热上气喘汗出，咳动肩背喉鸣，甚则唾血。肺咳经久不已，传入大肠，其状咳则遗粪。

译文 　　医经上说：五脏六腑都可能导致咳嗽，肺的位置靠外并靠上，与皮毛相合，皮毛容易感受病邪，因此独容易咳嗽。邪毒侵入肺，就会生寒生热，气上逆喘息，出汗，咳嗽牵动肩背，喉咙鸣响，严重的还会吐血。肺咳长时间不愈的，就会传入大肠，症状是一咳嗽便遗粪。

痰饮第六

原文译注

甘草汤

原文 治心下痰饮，胸胁支满目眩方。

甘草（二两）、肉桂、白术（各三两）、茯苓（四两）。

上四味咬咀，以水六升宿渍，煮取三升，去滓，服一升，日三，小便利。

译文

甘草汤

治心下痰饮，症状为胸胁支满、头目昏眩等的药方。

甘草二两，桂心、白术各三两，茯苓四两。

将以上四味药分别切碎，用六升水浸泡一宿，次日清晨再煎，取汁三升，去渣，每次服一升，每日三次，服后小便就会通利。

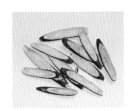
甘草

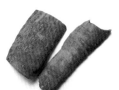
肉桂

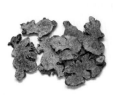
白术

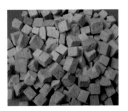
茯苓

九虫第七

原文译注

桃皮汤

原文 治蛲虫、蛔虫及痔，虫食下部生疮方。

桃皮、艾叶（各一两）、槐子（三两）、大枣（三十枚）。

上四味咬咀，以水三升，煮取半升，顿服之。

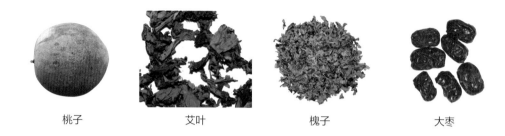

| 桃子 | 艾叶 | 槐子 | 大枣 |

桃皮汤

治蛲虫、蛔虫及痔疮，以及虫侵蚀阴部而导致的阴部生疮。

桃子皮、艾叶各一两，槐子三两，大枣三十枚。

以上四味药分别切碎，用三升水煎煮，取汁半升，一次服完。

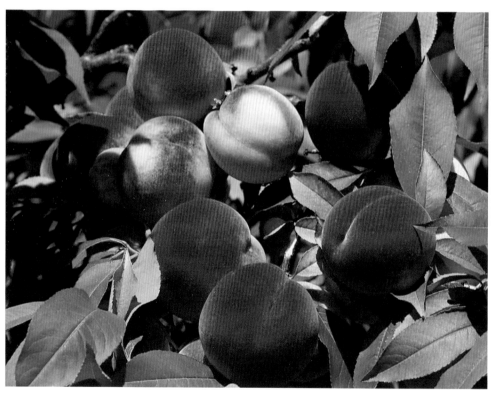

桃

卷十九 肾脏

【本篇精华】

1. 论述肾脉及各种肾病。

2. 介绍肾虚实导致的病症的治疗方法。

3. 介绍肾劳病、骨极病、腰痛等各种病症的药方。

4. 介绍补肾的药方。

肾脏脉论第一

原文译注

原文 肾主精。肾者，生来向导之本也。为后宫内官则为女主，所以天之在我者德也，地之在我者气也，德流气薄而生者也，故生来谓之精。精者，肾之藏也。耳者肾之官，肾气通于耳，耳和则能闻五音①矣。肾在窍为耳，然则肾气上通于耳，下通于阴也。

译文

　　肾主管精。肾藏着先天之精，是人生机、灵性的本源。它是阴脏，主藏真精，为封藏之本。所以说，人禀天之德、地之气而生，天德地气上下运动、相融相交而生人。因此，人在刚生成的时候，是先生成精的。精藏于肾脏中，耳朵是肾脏功能的外在表现，肾气与耳朵相通，耳平和就能够听到五音。虽然耳朵是肾脏的外窍，但肾气除上通于耳外，还下通于阴。

注 释

①五音：指宫、商、角、徵、羽五音。

肾虚实第二

肾实热

原文 左手尺中神门以后脉阴实者，足少阴经也。病苦舌燥咽肿，心烦咽干，胸胁时痛，喘咳汗出，小腹胀满，腰背强急，体重骨热，小便赤黄，好怒好忘，足下热疼，四肢黑，耳聋，名曰肾实热也。

译文

肾实热

左手尺中神门脉之后的阴脉，脉象阴实的，就是足少阴肾经阴实的征象。这种病表现为舌干燥、咽喉肿痛、心烦、咽喉发干、胸胁时时疼痛、气喘、咳嗽、出汗、小腹胀满、腰背强直挛急、身体沉重、骨发热、小便赤黄、好发怒、健忘、足下热疼、四肢发黑、耳聋，名为肾实热。

肾劳第三

原文 凡肾劳病者，补肝气以益之，肝旺则感于肾矣。人逆冬气，则足少阴不藏。肾气沉浊，顺之则生，逆之则死；顺之则治，逆之则乱；反顺为逆，是为关格，病则生矣。

译文

凡是肾劳病，用补肝气的方法对肾进行补益，肝旺就会感应到肾。若人违逆了冬季之气，足少阴肾经就不能伏藏，而肾气沉浊；人顺应冬气就能生存，逆反就会死亡；顺应它，人体就会和谐；逆反它，人体生理就会混乱。若人的活动与四时之气相悖而造成生理上的逆阻，这就是关格，病生成。

栀子汤

原文 治肾劳实热，小腹胀满，小便黄赤，未有余沥，数而少，茎中痛，阴囊生疮。

栀子仁、芍药、通草、石韦（各三两）、石膏（五两）、滑石（八两）、子芩（黄芩四两）、生地黄、榆白皮、淡竹叶（切各一升）。

上十味㕮咀，以水一斗，煮取三升，去滓，分三服。

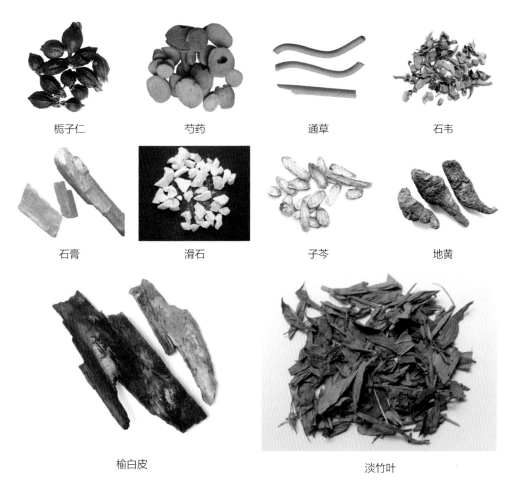

栀子仁　　　　芍药　　　　　通草　　　　　石韦

石膏　　　　　滑石　　　　　子芩　　　　　地黄

榆白皮　　　　　　　　　　淡竹叶

译文

栀子汤

治肾劳实热而导致的小腹胀满、小便黄赤、尿有余沥、小便数而少、茎中痛、阴囊生疮等的药方。

栀子仁、芍药、通草、石韦各三两，石膏五两，滑石八两，子芩四两，生地黄、榆白皮、淡竹叶（切）各一升。

　　将以上十味药分别切碎，用一斗水煎煮，取汁三升，去渣，分三次服用。

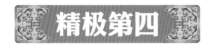

精极第四

原文译注

原文 凡精极者，通主五脏六腑之病候也。若五脏六腑衰，则形体皆极[①]，眼视而无明，齿焦而发落。身体重则肾水生，耳聋行步不正。凡阳邪害五脏，阴邪损六腑。

译文

　　精极病，是五脏六腑的病症，如果五脏六腑衰弱，就会使形体的每一处疾病都达到严重的顶点，会出现眼睛模糊、牙齿焦枯、头发脱落、身体沉重、肾水病、耳聋、走路跌跌撞撞等症状。阳邪会损伤五脏，阴邪则会损伤六腑。

注 释

①极：达到顶点。

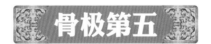

骨极第五

原文译注

原文 骨极者，主肾也。肾应骨，骨与肾合。

译文

　　骨极病，是受肾制约的。肾与骨相应，骨与肾相合。

三黄汤

原文 治骨极，主肾热病，则膀胱不通，大小便闭塞，颜焦枯黑，耳鸣虚热方。

大黄（切，别渍水一升）、黄芩（各三两）、栀子（十四枚）、甘草（一两）、芒硝（二两）。

上五味㕮咀，以水四升，先煮黄芩、栀子、甘草，取一升五合，去滓，下大黄，又煮两沸，下芒硝，分三服。

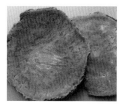

大黄

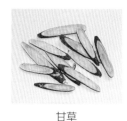

甘草

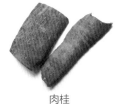

肉桂

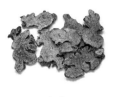

白术

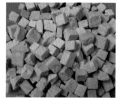

茯苓

三黄汤

治骨极、肾脏有热，症状为膀胱不通、大小便闭塞、颜面焦黑、耳鸣虚热等的药方。

大黄（切，另渍水一升）、黄芩各三两，栀子十四枚，甘草一两，芒硝二两。

将以上五味药分别切碎，先以四升水煎煮黄芩、栀子、甘草，取汁一升五合，去渣，下入大黄再煎两沸，再下入芒硝，分三次服用。

骨虚实第六

原文译注

原文 骨虚者，酸疼不安好倦①。骨实者，苦烦热。凡骨虚实之症，主于肾膀胱。若其腑脏病，从骨生。热则应脏，寒则应腑。

治骨实苦酸痛烦热方：

葛根汁、生地黄汁、赤蜜（各一升）、麦冬汁（五合）。

上四味和搅，微火煎三四沸，分三服。

译文

　　骨虚的人，全身酸疼不安，容易疲倦。骨实的人，常苦于烦热。凡是骨虚实的病变，都受制于肾与膀胱。如果患者脏腑有病，就会从骨骼中表现出来，与发热相对应的是脏的病变，与发寒相对应的是腑的病变。

　　治骨实，苦酸痛烦热的药方：

　　葛根汁、生地黄汁、赤蜜各一升，麦冬汁五合。

　　将以上四味药混合后搅拌均匀，在微火上熬煎三四沸，分三次服用。

原文译注 ─────────────────────────────────▶

　　①倦：疲倦。

腰痛第七

原文译注 ─────────────────────────────────▶

原文 凡腰痛有五：一曰少阴，少阴肾也，十月万物阳气皆衰，是以腰痛。二曰风痹，风寒着腰，是以腰痛。三曰肾虚，役用伤肾，是以腰痛。四曰暨腰，坠堕伤腰，是以腰痛。五曰取寒眠地①，为地气所伤，是以腰痛。

译文

　　腰痛一般有五种原因：一是由于足少阴肾经发生病变，十月时，万物阳气都衰弱，故引起腰痛；二是由于风痹、风寒邪气伤害腰，故引起腰痛；三是由于肾虚、过度用肾而伤肾，故引起腰痛；四是腰部突然疼痛，是由于从高处坠下而伤腰，导致腰痛；五是由于贪凉而睡在地上，被地气所伤，所以腰痛。

杜仲酒

原文 治肾脉逆小于寸口，膀胱虚寒，腰痛胸中动，四时通用之方。

　　杜仲、干姜（各四两）、萆薢、羌活、细辛、防风、川芎、秦艽、乌头、天雄、肉桂、川椒（各三两）、五加皮、石斛（各五两）、瓜蒌根、地骨皮、续断、桔梗、甘草（各一两）

　　上十九味哎咀，以酒四斗，渍四宿，初服五合，加至七八合，日再。通治五种腰痛。

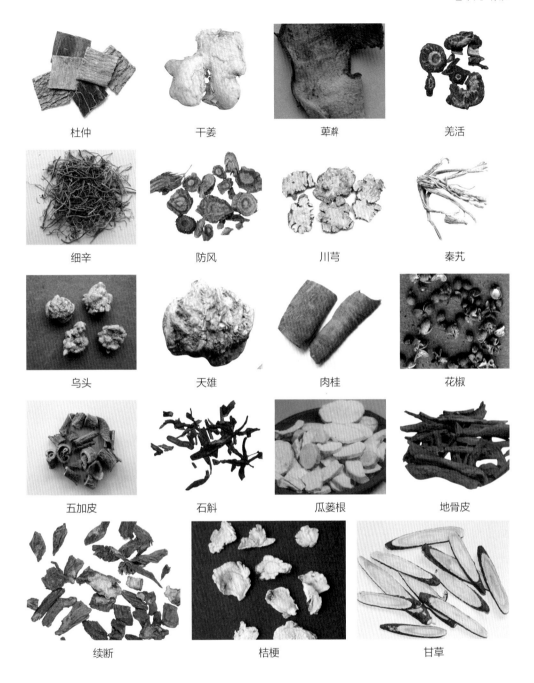

杜仲	干姜	萆薢	羌活
细辛	防风	川芎	秦艽
乌头	天雄	肉桂	花椒
五加皮	石斛	瓜蒌根	地骨皮
续断	桔梗	甘草	

译文

杜仲酒

治肾脉脉象逆，小于寸口脉，膀胱虚寒，腰痛，胸中动荡难安，一年四季皆可服用杜仲酒方。

杜仲、干姜各四两，萆薢、羌活、细辛、防风、川芎、秦艽、乌头、天雄、桂心、花椒各三两，五加皮、石斛各五两，瓜蒌根、地骨皮、续断、桔梗、甘草各一两。

将以上十九味药分别切碎，用四斗酒浸泡四天，初次服用五合，可逐渐加至七八合，每日两次。可以治疗这五种腰痛。

注 释

①取寒眠地：由于贪凉而睡在地上。

补肾第八

原文译注

原文 补方通治五劳六极，七伤虚损。五劳五脏病，六极六腑病，七伤表里受病。五劳者，一曰志劳，二曰思劳，三曰忧劳，四曰心劳，五曰疲劳。六极者，一曰气极，二曰血极，三曰筋极，四曰骨极，五曰髓极，六曰精极。七伤者，一曰肝伤善梦，二曰心伤善忘，三曰脾伤善饮，四曰肺伤善痿，五曰肾伤善唾，六曰骨伤善饥，七曰脉伤善嗽。凡远思强虑伤人，忧恚悲哀伤人，喜乐过度伤人，忿怒不解伤人，汲汲所愿伤人，戚戚所患伤人，寒暄失节伤人。故曰五劳六极七伤也。

译文

这里的补肾药方可通治五劳六极七伤等虚损证，五劳为五脏病，六级为六腑病，七伤是表里受病。五劳，一为志劳，二是思劳，三是忧劳，四是心劳，五是疲劳。六极，一指气极，二是血极，三为筋极，四为骨极，五为髓极，六为精极。七伤，一为肝伤，多梦；二是心伤，健忘；三是脾伤，好饮水；四是肺伤，容易萎靡；五是肾伤，常吐唾液；六是骨伤，容易饥饿；七是脉伤，经常咳嗽。凡是过度思虑，会对自己有所损害；忧愤悲哀，喜乐过度，愤怒而不得缓解，急于实现自己的愿望，时常提心吊胆，无休止地吹牛，对自己也都有损害，所以叫五劳六极七伤。

卷二十 膀胱腑

1. 论述膀胱脉及各种膀胱病。

2. 介绍膀胱虚实导致的病症的治疗方法。

3. 论述三焦脉论及三焦虚实导致的疾病的治疗方法。

4. 介绍霍乱等各种病症的药方。

膀胱腑脉论第一

原文译注

原文 膀胱者，主肾也，耳中是其候也。肾合气于膀胱。膀胱者，津液之府也，号水曹掾，名玉海，重九两二铢，左回叠积上下纵广九寸，受津液九升九合，两边等。应二十四气，鼻空在外，膀胱漏泄。

译文

　　膀胱主肾，耳朵是膀胱色诊的器官，肾气在膀胱中聚合，膀胱是津液之腑，称为水曹掾，名玉海，共重九两二铢，向左回旋上下叠积，纵宽九寸，能贮存九升九合津液，两边相等。与二十四节气相应，膀胱主管津液漏泄。

膀胱虚实第二

原文译注

膀胱实热

原文 左手尺中神门以后脉阳实者，足太阳经也。病苦逆满腰中痛，不可俯仰劳也，名曰膀胱实热也。

右手尺中神门以后脉阳实者，足太阳经也。病苦胞转不得小便，头眩痛烦满，脊背强[1]，名曰膀胱实热也。

膀胱实热

左手尺中神门以后脉象阳实的，即是足太阳经实。病人有逆满之苦，腰中疼痛，不能俯仰劳作，这种病就是膀胱实热。

右手尺中神门以后脉象阳实的，即是足太阳经实。病人有转胞、脐下急痛、不能小便、头眩痛、烦满、脊背僵直之苦，这种病就是膀胱实热。

膀胱虚冷

原文 左手尺中神门以后脉阳虚者，足太阳经也。病苦脚中筋急，腹中痛，引腰背不可屈伸，转筋恶风偏枯，腰痛，外踝后痛，名曰膀胱虚冷也。

右手尺中神门以后脉阳虚者，足太阳经也。病苦肌肉振动，脚中筋急，耳聋，忽忽不闻，恶风飕飕作声，名曰膀胱虚冷也。

膀胱虚冷

左手尺中神门以后脉象阳虚的，即足太阳经虚。病人有受脚肿筋急之苦，腹中疼痛牵引腰背不可屈伸，转筋，怕风，偏枯，腰痛，外踝后部疼痛，这种病就是膀胱虚冷。

右手尺中神门以后脉象阳虚的，即为足太阳经虚。病人有肌肉跳动、脚中筋急、耳聋、听不真切、怕风之苦，这种病即是膀胱虚冷。

注 释

①脊背强：脊背僵直。

胞囊论第三

原文译注 ▶

原文 胞囊者，肾膀胱候也，贮津液并尿①。若脏中热病者，胞涩小便不通，尿黄赤。若腑中寒病者，胞滑小便数而多白。若至夜则尿偏甚者，夜则内阴气生，故热则泻之，寒则补之，不寒不热根据经调之，则病不生矣。

译文

　　胞囊是肾、膀胱生病证候的外现器官，主要贮存津液和尿液。若肾脏中有热邪，胞囊就会发涩，小便不通，尿黄赤。若膀胱腑中有寒邪，就会患胞滑，小便次数多且尿多白。若到了晚上尿偏多者，是由于一到晚上阴气生成的缘故，故热就用泻法，寒就用补法，不寒不热的，就据经调理，这样就不会生病了。

滑石汤

原文 治膀胱急热，小便黄赤方。

　　滑石（八两）、子芩（黄芩三两）、车前子、冬葵子（各一升）、榆白皮（四两）。

　　上五味㕮咀，以水七升，煮取三升，分三服。

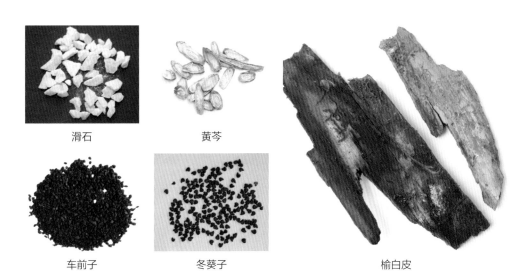

滑石　　　　　　黄芩

车前子　　　　　冬葵子　　　　　　榆白皮

滑石汤

治膀胱急热、小便黄赤的药方。

滑石八两，子芩三两，车前子、冬葵子各一升，榆白皮四两。

将以上五味药分别切碎，用七升水煎煮，取汁三升，分三次
服用。

注　释

①尿：尿液。

三焦脉论第四

原文详注

原文 夫三焦者，一名三关也。上焦名三管反射，中焦名霍乱，下焦名走哺。合
而为一，有名无形，主五脏六腑往还神道，周身贯体，可闻而不可见，和利精
气，决通水道，息气肠胃之间，不可不知也。

译文

　　三焦，又名三关。上焦名为三管反射，中焦名为霍乱，下焦名为
走哺。三焦合而为一，有名而无形，主管五脏六腑之往还的通道。它
贯通全身，只能听到而看不见。三焦能和畅精气，舒通水道，在肠胃
之中调理行气，不可不知道它。

三焦虚实第五

原文详注

泽泻汤

原文 通脉泻热治上焦，饮食下胃，胃气未定汗出，面背身中皆热，名曰漏
气方。

泽泻、半夏、柴胡、生姜（各三两）、肉桂、甘草（各一两）、人参、茯苓（各二两）、地骨皮（五两）、石膏（八两）、竹叶（五合）、莼心（一升）。

上十二味哎咀，以水二斗，煮取六升，分五服。

泽泻汤

可通脉泄热，治疗上焦饮食下胃，胃气未定出汗，背上脸上都发热，名为漏气的病的药方。

泽泻、半夏、柴胡、生姜各三两，桂心、甘草各一两，人参、茯苓各二两，地骨皮五两，石膏八两，淡竹叶五合，莼心（莲子心）一升。

将以上十二味药分别切碎，用二斗水煎煮，取汁六升，分五次服用。

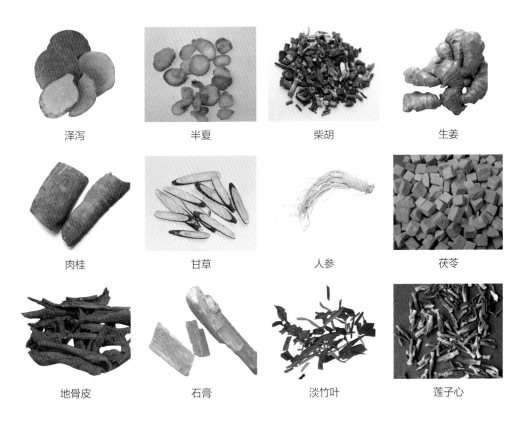

泽泻　　　　　半夏　　　　　柴胡　　　　　生姜

肉桂　　　　　甘草　　　　　人参　　　　　茯苓

地骨皮　　　　石膏　　　　　淡竹叶　　　　莲子心

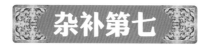

霍乱第六

原文 问曰：病有霍乱者何？师曰：呕吐而利①，此谓霍乱。

问曰：病者发热头痛，身体疼，恶寒而复吐利，当属何病？师曰：当为霍乱。霍乱吐利止而复发热也。

译文

有人问：什么是霍乱病？老师回答道：呕吐下痢，就是霍乱病。

又问：病人头痛发热，身体疼痛，怕冷而又上吐下痢，这属于什么病？老师回答道：应当是霍乱病。霍乱上吐下痢，停止后身体又发热。

注 释

①利：下痢。

杂补第七

原文译注

原文 彭祖云：使人力壮①不老，房室不劳损气力，颜色不衰者，莫过麋角。其法刮为末十两，用生附子一枚合之，酒服方寸匕，日三，大良。

译文

彭祖说：能让人强壮不老，行房事又不劳损，且面色不衰老的，莫过于麋角了。方法是取麋角研末十两，再与一枚生附子（研末）混合，用酒送服方寸匕，每日三次，效果极佳。

注 释

①力壮：身体强壮。

卷二十一 消渴、淋闭、尿血、水肿

【本篇精华】

1. 介绍消渴症的病因及治疗方法。

2. 介绍淋闭、尿血、水肿等各种病的病因及治疗方法。

消渴第一

原文译注

枸杞汤

原文 治渴而利者方。

枸杞枝叶（一斤）、黄连、瓜蒌根、甘草、石膏（各三两）。

上五味㕮咀，以水一斗，煮取三升，分五服，日三夜二。

译文

枸杞汤

治消渴能利下的药方。

枸杞枝叶一斤，黄连、瓜蒌根、甘草、石膏各三两。

以上五味药分别研碎，用一斗水煮取三升，分五次服，白天三次，夜间两次。

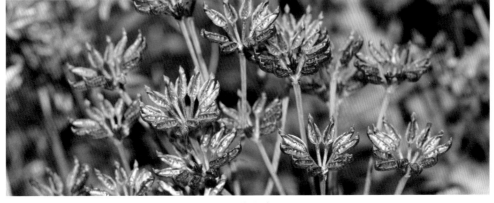

黄连

淋闭第二

原文译注

原文 热结中焦则为坚，下焦则为溺血①，令人淋闭不通，此多是虚损人，服大散，下焦客热所为。亦有自然下焦热者，但自少，可善候之。

译文

热结于中焦就会成为坚症，热结于下焦就会尿血，令人淋闭不通（小便滴沥涩痛为淋，小便急满不通为闭），这大多是虚损之人服用散药过多，热邪侵入下焦所致；也有下焦自然发热的，但这种情况很少，一定要仔细诊断。

注 释

①溺血：尿血。

尿血第三

原文译注

原文 治小便血方：

生地黄（八两）、侧柏叶（一把）、黄芩、阿胶（各二两）。

上四味㕮咀，以水八升，煮取三升，去滓，下胶，分三服。

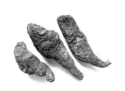
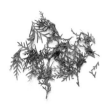
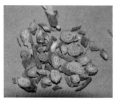
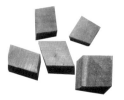

地黄　　　　　侧柏叶　　　　　黄芩　　　　　阿胶

译文 治小便下血的药方：

生地黄八两，侧柏叶一把，黄芩、阿胶各二两。

将以上四味药分别切碎，用八升水煎煮，取汁三升，去渣，下入阿胶，分三次服用。

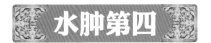

水肿第四

原文译注

茯苓丸

原文 治水肿方。

茯苓、白术、椒目（各四分）、木防己、葶苈、泽泻（各五分）、甘遂（十二分）、赤小豆、前胡、芫花、桂心（各二分）、芒硝（七分另研）。

上十二味为末，蜜丸如梧子，蜜汤下五丸，日一。稍加，以知为度。

译文

茯苓丸

治水肿的药方。

茯苓、白术、椒目各四分，木防己、葶苈、泽泻各五分，甘遂十二分，赤小豆、前胡、芫花、桂心各二分，芒硝（另研）七分。

将以上十二味药研为末，用蜜调和，制成如梧桐子般大小的药丸，每次用蜜汤服下五丸，每日一次。若服后不愈，可逐渐加量，以痊愈为度。

卷二十二 疔肿痈疽

【本篇精华】

介绍疔肿痈疽的治疗方法。

疔肿第一

原文译注

原文 治疗肿病，忌见麻勃，见之即死者方。

胡麻、烛烬、针砂（等份）。

上三味为末，以醋和敷之。

译文

治疗疔肿病，忌用麻勃，用之就会死，治疗的药方。

芝麻、烛烬、针砂各等份。

将以上三味药研为末，用醋调和来敷疮。

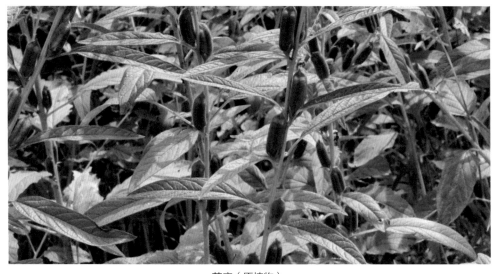

芝麻（原植物）

痈疽第二

五香连翘汤

原文 治一切恶核瘰疬、痈疽、恶肿患方。

青木香、沉香、丁香、薰陆香、麝香、连翘、射干、升麻、独活、桑寄生、通草（各二两）、大黄（三两）。

上十二味㕮咀，以水九升，煮取四升，纳竹沥三升煮，更取三升，分三服，取快利。

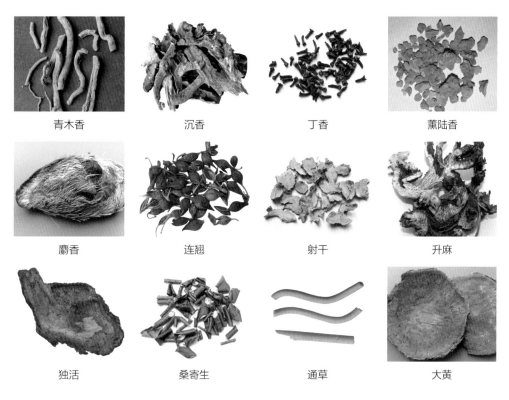

青木香　　　　　　沉香　　　　　　丁香　　　　　　薰陆香

麝香　　　　　　连翘　　　　　　射干　　　　　　升麻

独活　　　　　　桑寄生　　　　　　通草　　　　　　大黄

译文

五香连翘汤

治一切恶核瘰疬、痈疽恶肿疾患的药方。

青木香、沉香、丁香、薰陆香、麝香、连翘、射干、升麻、独活、桑寄生、通草各二两，大黄三两。

将以上十二味药分别研碎，用九升水煎煮，取汁四升，加入竹沥三升再煎，取汁三升，分为三服，以大便快利为度。

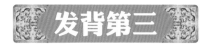

发背第三

原文译注

内补散

原文 治痈疽发背已溃，排脓生肉方。

当归、桂心（各二两）、人参、川芎、浓朴、防风、甘草、白芷、桔梗（各一两）。

上九味治下筛，酒服方寸匕，日三夜二。未瘥更服勿绝。

译文

内补散

可排脓生肌，治痈疽发背已溃、流脓不止的药方。

当归、桂心各二两，人参、川芎、浓朴、防风、甘草、白芷、桔梗各一两。

将以上九味药过筛后制成散药，每次用酒送服方寸匕，白天三次，夜间两次。若服后未愈，可继续服用。

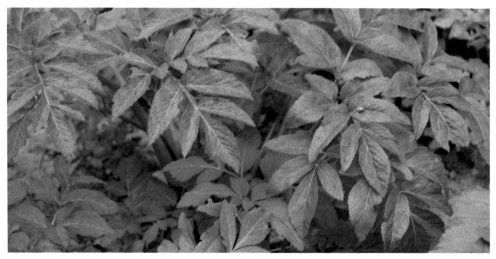

白芷（原植物）

丹毒第四

原文译注

原文 丹毒，一名天火，肉中忽有赤如丹涂之色，大者如手掌，甚者遍身有痒有肿，无定色。有白丹者，肉中肿起，痒而疼痛，微虚，肿如吹状，瘾疹起也。有鸡冠丹者，赤色而起，大者如连钱。小者如麻豆粒状，肉上粟粟如鸡冠肌理也，一名茱萸丹。有水丹者，由遍体热起，遇水湿搏之结丹，晃晃黄赤色，如有水在皮中，喜着股①及阴处。此虽小疾，不治令人至死。

译文

　　丹毒，又名天火，症见肌肉中忽然有部位色红如丹涂，大的如手掌大，严重的通身发痒并有肿块，没有一定的颜色。有血丹，肉中有肿块突起，痒且疼痛，微微虚肿好像被风吹鼓起的样子，这就是瘾疹发作了。有鸡冠丹，红色突起，大的如连钱，小的如麻豆粒状，肉上粟粟如鸡冠肌理，这种病又叫茱萸丹。还有水丹，病人由于周身发热，遇到水湿相搏而郁结成丹，呈明晃晃的黄赤色，好像有水在皮肤中，常生长在大腿及阴部。此病虽为小病，不治疗也可能致人死。

注 释

①股：大腿。

瘾疹第五

原文译注

原文 治瘾疹痒痛方。

　　大黄、升麻、黄柏、当归、防风、芍药、黄芩、青木香、甘草（各二两）、枫香（五两）、芒硝（一两）、地黄汁（一升）。

上十二味哎咀，以水一斗，煮取三升半，去滓，下芒硝令消，帛染拓病上，一炊久，日四五度。

译文

治瘾疹痒痛的药方。

大黄、升麻、黄柏、当归、防风、芍药、黄芩、青木香、甘草各二两，枫香五两，芒硝一两，地黄汁一升。

将以上十二味分别切细，用一斗水煎煮，取汁三升半，去渣，加入芒硝使其溶化，用帛浸染药汁后涂在患处，约一顿饭的工夫，每日四五次。

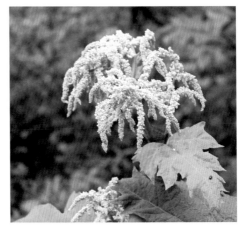

大黄（原植物）

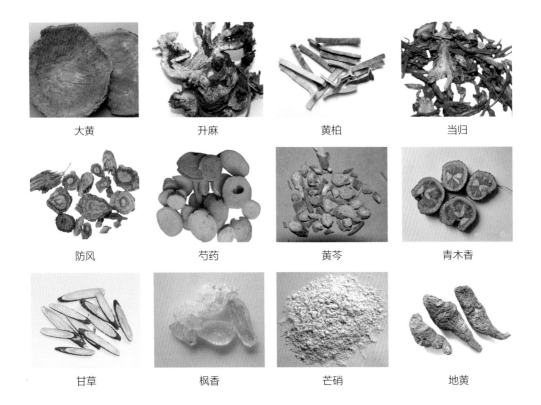

大黄	升麻	黄柏	当归
防风	芍药	黄芩	青木香
甘草	枫香	芒硝	地黄

瘭疽第六

苦瓠散

原文 治浸淫疮方。

苦瓠（一两）、蜂房、蛇蜕（各半两）、大豆（半合）、梁上尘（一合）。

上五味治下筛，以粉为粥和敷纸上，贴之，日三。

译文

苦瓠散

治浸淫疮的药方。

苦瓠一两，蜂房、蛇蜕各半两，大豆半合，梁上尘一合。

将以上五味药过筛后制成散药，用米粉粥调和，敷纸上，贴患处，每日三次。

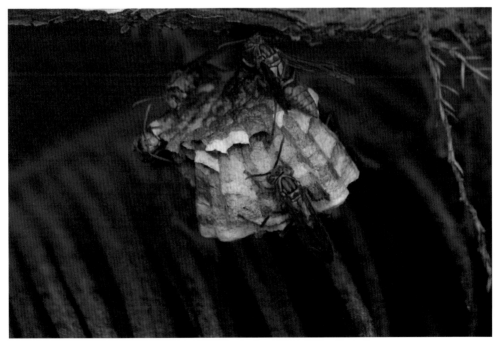

蜂房

卷二十三 痔漏

【本篇精华】

介绍痔疮、肠痈、疥癣等病症的治疗方法。

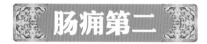

九漏第一

原文译注

原文 夫九漏之为病，皆寒热瘰疬在于颈腋者，何气使生？此皆鼠瘘寒热之毒瓦斯，堤留于脉而不去①者也。

译文

　　九种漏病（指狼漏、鼠漏、蝼蛄漏、蜂漏、蚍蜉漏、蛴螬漏、转脉漏）的产生，都是由于寒热引起的，而寒热都是随着四时节气而产生的。瘰疬生长在颈项和腋下的病，是由哪种气形成的呢？都是鼠瘘病的寒热毒邪之气，滞留在血脉中没有消去的结果。

注　释

　　①去：消散。

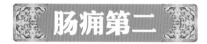

肠痈第二

原文译注

赤龙皮汤

原文 槲皮切三升，以水一斗，煮取五升，夏冷用之，冬温用之，分洗乳，亦洗诸败烂久疮，洗竟敷膏散。

赤龙皮汤

取三升槲皮切碎，用一斗水煎煮，取汁五升，夏季冷用，冬天温用，分别用来洗乳，也洗各种长期严重腐烂的疮，洗完，敷上膏和散药。

五痔第三

原文译注

原文 夫五痔者，一曰牡痔，二曰牝痔，三曰脉痔，四曰肠痔，五曰血痔。牡痔者，肛边如鼠乳，时时溃脓血出。牝痔者，肛肿痛生疮。脉痔者，肛边有疮痒痛。肠痔者，肛边核痛，发寒热。血痔者，大便清血，随大便污①衣。

译文

五痔，一名牡痔，二名牝痔，三名脉痔，四名肠痔，五名血痔。牡痔，指的是肛门边如鼠乳，时时溃脓出血；牝痔，指的是肛门肿痛生疮；脉痔，指的是肛门边有疮且痒痛；肠痔，指的是肛门边核痛，发寒热；血痔，指的是大便时有鲜血，随大便而污秽衣服。

注释

①污：弄脏。

疥癣第四

原文译注

原文 凡疮疥，小秦艽散中加乌蛇肉二两主之。黄芪酒中加乌蛇脯一尺，亦大效。

译文

患上疮疥，以小秦艽散中加入二两乌蛇肉来治疗。黄芪酒中加入一尺乌蛇脯，也有良好的效果。

原文 凡诸疥瘙①，皆用水银、猪脂研，令极细，涂之。

译文

凡是疮癣、皮肤瘙痒之症，都可以用水银加猪油研细调匀至非常
细的程度，涂在伤处就可以了。

原文 治寒热疮及风疥、诸杂疮方。

韭根、矾石、雄黄、藜芦、瓜蒂、胡粉（各一分）、水银（三分）上七
味，以柳木研水银使尽，用猪脂一升煮藜芦、韭根、瓜蒂三沸，去滓，纳诸药
和调，令相得即成，以敷之神良。《救急方》以此用治癣疮。

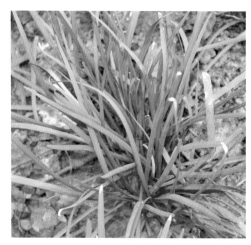

韭

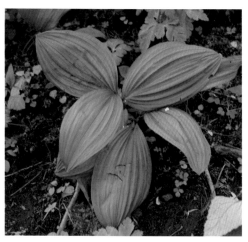

藜芦

译文

治疗寒热症引起的疮疥以及受风引起的疮疥、各种杂症引起的疮
疥的药方。

韭根、矾石、雄黄、藜芦、瓜蒂、胡粉（胡椒粉）各一分，水
银三分，以上七种药材，用柳木将水银研开，再用一升猪油与藜芦、
韭根、瓜蒂三种药材放在一起煮沸，然后去掉药滓，将其他药加入水
中调和，使其均匀就可以了，将其直接敷在疮疥上可有良效。《救急
方》专用此方治疗癣疮。

注 释

①疥瘙：疥，一种传染性皮肤病，有刺痒感；瘙，即病变的部位发痒；意
思为非常刺痒又带有传染性质的皮肤病。

恶疾大风第五

原文译注

野狼毒散

原文 治恶疾方。

野狼毒、秦艽（等份）。

上二味，治下筛，酒服方寸匕，日三，服五十日愈。

译文

野狼毒散

治恶疾的药方。

野狼毒、秦艽各等份。

将以上二味药制成散药，每次用酒送服方寸匕，每日三次，服药五十天后痊愈。

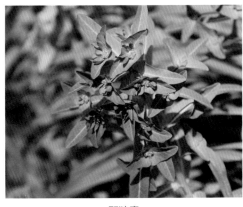

野狼毒

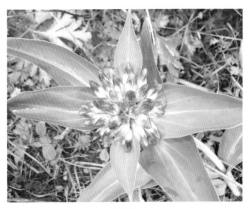

秦艽

原文 恶疾[①]大风有多种不同，初得虽遍体无异，而眉发已落。有遍体已坏，而眉须俨然。有诸处不异好人，而四肢腹背有顽处，重者手足十指已有堕落。有患大寒而重衣不暖，有寻常患热，不能暂凉。有身体枯槁者，有津汁常不止者，有身体干痒彻骨，搔之白皮如麸，手下作疮者。（《外台》作卒不作疮。）有疮痍荼毒重叠而生，昼夜苦痛不已者，有直置顽钝不知痛痒者。其色亦有多种，有青、黄、赤、白、黑、光明、枯暗。

译文

　　难以医治的风类疾病有很多种，最初得病时身体虽然没有异常，但头发、眉发脱落；有的全身出现症状，但眉毛须发依旧良好；有的身体和正常人无异，但四肢和腹、背部产生病状，严重的手指、脚趾溃烂欲断；有的全身发冷，穿很多衣服也不感觉温暖；有的全身发热，一直退不下去；有的人身体枯瘦；有的人口水津液自动外流；有的人身体发痒一直痒到骨头里去，挠皮肤时有白屑脱落，挠过的地方变成疮口（《外台》一书中称为"卒"，不写"疮"）；有的人在同一部位上，疮疥、恶脓一起发生，白天晚上都痛苦不已；有的人已经完全麻木，不知道疼也不知道痒。患这种风类疾病时，皮肤有多种颜色，可见青色、黄色、红色、白色、黑色、皮肤光亮、皮肤晦暗。

注　释

　　①恶疾：旧籍《公羊传·昭公二十年》中指难以医治的疾病，在这里则指让人厌恶，难以治疗的癫病、麻风等症。

卷二十四 解毒杂治

【本篇精华】

本节主要讲述因各类食物而引起的中毒，以及治疗方法、症状和药方。

解食毒第一

原文译注

原文 凡人跋涉山川，不谙水土，人畜饮啖，误中于毒，素不知方，多遭其毙，岂非枉横耶。然而大圣久设其法，以救活之。正为贪生乐药，忽而不学，一朝逢遇，便自甘心，竟不识其所以。今述神农黄帝①解毒方法，好事者，可少留意焉。

译文

凡是要跋山涉水的人，往往因为不熟悉当地水土，而误饮水之后，引发中毒症状，又不知用什么方子解救，多因此而毙命，这难道不是天降横祸吗！但是，圣人早已经找到方法，专门救人性命。那些希望长寿喜欢自调药物，对医术反而忽略不学的人，忽然有一天遇到这样的症状，才不得不承认，自己并不能理解并无法应对此症。现在将《神农百草经》《黄帝内经》中专治此症的方法说一下，有喜欢的人，可以自行留意。

原文 治饮食中毒烦懑②方。

以苦参三两，咀，以酒二升半，煮取一升，顿服，取吐愈。

译文

治因为饮食中毒而引起的内热的药方。

用苦参三两，咀成碎状，用二升半白酒煮制，直到剩下一升，一次喝下，让病人呕吐即可痊愈。

原文 治食鱼中毒方。

煮橘皮停极冷，饮之立验。（《肘后》云：治食鱼中毒，面肿烦乱者。）

译文

治吃鱼中毒的药方。

取橘皮加清水煮开，放凉之后饮用，喝下去可立即有效。

（《肘后》里说，此方可治食鱼引起的中毒，脸面肿胀、内心烦乱的

病人。）

注 释

①神农黄帝：指《神农百草经》和《黄帝内经》古医书籍。

②烦懑：懑，又作满，即中医所说的内热郁结症状。

解百药毒第二

原文译注

原文 甘草解百药毒，如汤沃雪，有同神妙。有人中乌头、巴豆毒，甘草入腹即

定。中藜芦毒，葱汤下咽便愈。中野葛毒，土浆饮讫即止。如此之事，其验如

反掌，要使人皆知之。

译文

甘草可以解百药之毒，如同雪入热汤，非常神奇玄妙。有人中了

乌头、巴豆的毒，取甘草服下即可好。如果中了藜芦的毒，喝了葱烧

的汤便可治愈。若是野葛引起的中毒，取土浆水饮下立刻见效。这样

的事情，同将手掌反过来一样容易，要让所有的人都知道。

原文 然人皆不肯学，诚可叹息。方称大豆汁解百药毒，余每试之，大悬绝不及

甘草，又能加之为甘豆汤，其验尤奇。有人服玉壶丸，治呕不能已，百药与之

不止，蓝汁入口即定。如此之事，皆须知之，此成规更不须试练也。解毒方中

条例极多，若不指出一二，学人不可卒知，余方例尔。

译文

　　但人们都不愿去学，实在可惜。有药方说大豆汁可解百药之毒，我每每试用，都感觉大不如甘草之效，如果能在大豆汁中加入甘草，成为甘豆汤方，效果便非常神奇了。有人服用玉壶丸，治疗呕吐不止，可用很多药配合也不能治愈，但用蓝汁入药，便可马上止吐。这样的事，应该所有人都知道，让它成为一个规则，不需要验证。解毒的方子有很多，如果不将其中的一些方面指出来，学习的人不可能一下就知道，我特别举出方例示人。

鸡肠草散

原文 解诸毒方。

　　鸡肠草（三分）、荠、升麻（各四分）、芍药、当归、甘草（各一分）、垒土（一分）、蓝子（一合），上八味，治下筛[①]，水服方寸匕[②]，多饮水为佳。若为蜂、蛇等毒虫所螫，以针刺螫上，血出，着药如小豆许于疮中，令湿瘥。若为射罔箭所中，削竹如钗股长一尺五寸，以绵缠绕，水沾湿，取药纳疮中，随疮深浅令至底止，有好血出即休。若服药有毒，水服方寸匕，毒解痛止愈。

译文

　　解各种毒的药方。

　　鸡肠草三分，荠、升麻各四分，芍药、当归、甘草各一分，垒土一分，蓝子一合。以上八种药材，焙干、碾细，一次一小勺，用水送

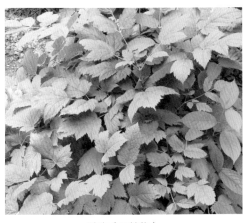

升麻（原植物）

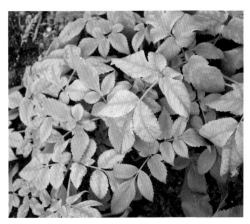

当归（原植物）

下，多喝水最好。如果是蜜蜂、蛇虫等叮咬之毒，用针刺伤口，挤出血来，取豆粒大小的药末敷疮上，让脓血慢慢干竭痊愈。如果是被涂有射罔药汁的箭所伤，需用竹子削一根如同头钗长短的竹段，约为一尺五寸的样子，在其头部绕缠棉布，沾清水，蘸了药粉插入伤口，按伤口的深浅，一直插到底为止，等到有鲜血流出才行。如果是药物中毒，只要用水送服一小勺药粉，便可解毒、止痛而痊愈。

注 释

①治下筛：中药炮制方法，指将不同种类的药材一起进行焙干、研细末，再用药筛慢慢筛去粗粒的过程。

②方寸匕：匕，通匙，方寸匕即为小的勺子。

解五石毒第三

原文详注

原文 人不服石①，以庶事不佳，恶疮疥癣，温疫②疟疾，年年常患，寝食不安，兴居常恶，非只己事不康，生子难育，所以石在身中，万事休泰，要不可服五石③也。人年三十以上可服石药，若素肥充亦勿妄服。四十以上必须服之。五十以上三年可服一剂，六十以上二年可服一剂，七十以上一年可服一剂。

译文

不服用石药的人，身体各个方面都会出现问题，恶疮疥癣类皮肤病、瘟疫疟疾等流行性疾病会经常发作，让人寝食难安，从而使正常生活失去保障，不但自己身体不好，对生育也会造成影响。因此，食用石药，一切都会安泰平顺，但要记住，服食石药不可五石同服。只有在三十岁以上的人才可以服用石药，但如果身体向来肥胖、壮实，请谨慎服用。四十岁以上的人必须服用。五十岁以上的人群可隔三年服一剂，六十岁以上的人群隔两年服一剂，七十岁以上的人群可一年服一剂。

原文 凡服石人，慎不得杂食口味，虽百品具陈，终不用重食其肉，诸杂既重，必有相贼，积聚不消，遂动诸石，如法持心，将摄得所。石药为益，善不可加。余年三十八九尝服五六两乳，自是以来深深体悉，至于将息节度，颇识其性，养生之士宜留意详焉。然其乳石必须土地清白光润，罗纹鸟翮④一切皆成，乃可入服。其非土地者，慎勿服之，多致杀人。

译文

所有服用石药的人，要记得忌口，不能随便进食。虽然各种食物都要有所摄食，但还是不能食用太多的肉类，各食物过量食用，就会相互产生对抗，并积聚不容易消化，从而让石药受到影响。按此法小心食用，才能得其益处。石药虽然对人体有益，但不能随便加量。我在三十八九岁之后，每次服用五六两石钟乳，到现在有着深刻的体会，其对身体的保养调理之效，都有一定理解，养生的人应该仔细留意。不过，石钟乳一定要选择清白光润，其纹理细致、薄如蝉翼的才算真正有效，并可以服用。如果不是出产于土的，切不可服用，多会引起死亡。

葱白豉汤

原文 凡钟乳对术又对瓜蒌，其治主肺上通头胸，术动钟乳，胸塞短气。钟乳动术，头痛目疼。又钟乳虽不对海蛤，海蛤能动钟乳，钟乳动则目疼短气。有时术动钟乳，直头痛胸塞，然钟乳与术为患不过此也。虽所患不同，其治一也。发⑤动之始，要有所由，始觉体中有异，与上患相应，宜速服此方。

葱白（半斤）、豉（二升）、甘草（三两）、人参（三两《外台》用吴茱萸一升。）

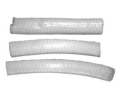
葱白

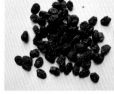
淡豆豉

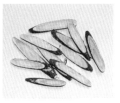
甘草

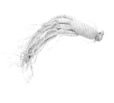
人参

上四味，先以水一斗五升，煮葱白作汤，澄取八升，纳药煮取三升，分三服，才服便使人按摩摇动，口中嚼物，然后仰卧，覆以暖衣，汗出去衣，服汤，热歇即便冷，淘饭燥脯而已。若服此不解，复服甘草汤。

葱白豉汤

凡是用钟乳石与白术、瓜蒌相配伍的方子，可以主治气息不畅、胸闷等症。白术若作用于钟乳石，可致人胸闷气短。钟乳石若作用于白术，则致人头痛眼睛疼。虽然说石钟乳不会对海蛤产生对抗，但海蛤能作用于钟乳石，如此钟乳石便可发挥药性而致眼疼气促之症。有时白术对钟乳石产生反应，就会引起头疼、胸闷的中毒现象，但两者不会引发太大问题，仅此而已。虽然说这些药所引起的症状不太一样，但治疗是一样的。如果服用了石药，又服用其他对抗类药，感觉到身体不舒服，和以上讲的症状相同者，应该立刻服用此方。

葱白半斤，淡豆豉二升，甘草三两，人参三两。（在《外台》医籍中，还要用到吴茱萸一升。）

将以上四味药，先取一斗五升清水，与葱白同煮，煮出葱白水八升，然后将其他三味药一起放入，再煎剩三升，分成三次服下。刚服下时，可按摩腹胸部位，摇动身体，口内呈慢慢嚼动之状；然后仰卧于床上，盖上厚的衣物，直到病人出汗，再将衣物去掉，继续服用汤药，就会让热度退去感到凉意，产生没有食欲胸内躁热的感受。如果用了这个方子还不能好，就要再服用甘草汤。

注　释

①石：即石类药物，孙思邈认为石类药物可提高免疫力，振奋精神。

②温疫：温，通瘟，即流行传染性病症。

③五石：即钟乳石、紫石英、白石英、赤石脂、礜石。

④罗纹鸟翮：纹理犹如鸟的羽毛，白而薄。孙思邈认为钟乳石：如蝉翼者上，爪甲者次，鹅管者下。

⑤发：中医认为石类药物为发药，此即指石药。

胡臭漏腋第四

原文译注

原文 有天生胡臭[1]，有为人所染臭者。天生臭者难治，为人所染者易治。然须三年醋，敷矾石散[2]勿止，并服五香丸[3]，乃可得瘥。勿谓一度敷药即瘥，只一敷时暂得一瘥耳（五香丸见前第六卷中）。凡胡臭人通忌食芸薹、五辛，治之终身不瘥。

译文

有的狐臭是遗传的，有的则是被人传染产生的狐臭。天生的狐比较难以治疗，传染所得的狐臭则比较容易治疗。只需用三年陈的醋，与矾石散调匀敷于腋下，连续不断地贴敷，并同时服用五香丸，才可以慢慢治愈。不要以为敷好就算是完全好了，敷一次就好那只是暂时的痊愈（五香丸在本书第六卷中有录）。凡是生有狐臭的人，都不能食用芸苔、葱、姜、蒜、芥、椒类食物，终身进行治疗才能好起来。

原文 治胡臭方。

辛夷、川芎、细辛、杜衡、藁本（各二分）。

上五味，咬咀，以醇苦酒渍一宿，煎取汁敷之，欲敷取临卧时，以瘥为度。

又方：青木香、附子、锻石（各一两）、矾石（半两）。

上四味，为散，着粉中，常粉之。

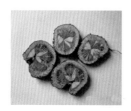 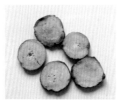 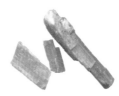 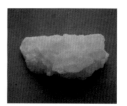

青木香　　　　　　附子　　　　　　煅石膏　　　　　　矾石

译文

治狐臭的药方。

辛夷、川芎、细辛、杜衡、藁本各二分。

以上五味中药，咀碎，用浓白酒浸泡一夜，然后煎成汁敷在腋

译文

　　下。敷药的时候可在睡觉前进行，一直敷到好为止。

　　　　还有一个方子：青木香、附子、锻石各一两，矾石半两。

　　　　以上四味中药，研磨成散，在一起调匀，涂在腋下，经常用之。

注　释

　　①胡臭：即狐臭，一种病名，为腋下出汗，有特殊臭味的病证。

　　②矾石散：用矾石烧、藜芦、防风、细辛、干姜、白术、胡椒、甘草、蛇床子、附子各八分，研细成末可得。

　　③五香丸：丁香、桂心、青木香、白芷、藿香、零陵香各30克，香附子60克，当归、松香各15克，槟榔2枚，研末，用蜜调和，搓成丸。

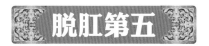

脱肛第五

原文译注

原文 肛门主肺，肺热应肛门，热则闭塞，大便不通，肿缩生疮兑通方。

　　　　白蜜三升，煎令燥，冷水中调可得为丸，长六七寸，纳肛门中，倒向上，头向下，少时取烊，斯须即通洞泄。

译文

　　　　肛门主肺，肺有热症，就会在肛门上产生反应。凡因热症致肛门闭塞不通、大便不能顺利排泄、肛门肿痛紧缩生成疮痔的治疗通用药方。

　　　　白蜜三升，煎至没有水分，放在冷水中调和，搓成丸状，长约六七寸左右，直接将其塞进肛门，病人需肛门向上，头向下，待到白蜜丸化开，就可以立刻通畅肛门进行排泄了。

猪肝散

原文 肛门主大肠，大肠寒应肛门，寒则洞泄，肛门滞出方。

　　　　猪肝（一斤，熬令燥）、黄连、阿胶、川芎（各二两）、艾叶（一两）、乌梅肉（五两）。

上六味，治下筛，温清酒一升，服方寸匕，半日再服。若不能酒，与清白米饮亦得。

猪肝散

肛门主大肠，大肠受寒肛门就会产生反应。治寒症导致的泄泻、肛门脱出的药方。

猪肝一斤（入锅煎干），黄连、阿胶、川芎各二两，艾叶一两，乌梅肉五两。

以上六种药材，调治成细末，用筛子筛滤，取一升白酒，加温后送服一汤匙药粉，半日之后再服一次。如果不能喝酒，可用白米汤送下。

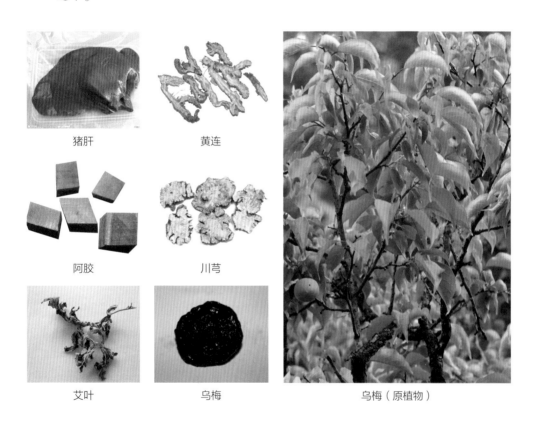

猪肝　　　　　黄连

阿胶　　　　　川芎

艾叶　　　　　乌梅　　　　　乌梅（原植物）

灸法

原文 病寒冷脱肛出，灸脐中，随年壮①。脱肛历年不愈，灸横骨②百壮。又灸，龟尾③七壮。

灸法

因为受寒而肛门脱出，可以对着脐部进行灸治，每年按时灸治。对于多年脱肛，不能治愈的，则要每日灸横骨穴，灸满一百壮，再灸龟尾穴，连灸七壮。

注 释

①壮：整个艾炷为一壮。

②横骨：即横骨穴，其属少阴肾经，在腹部中间，沿肚脐下向5寸处，左右旁开0.5寸即是。

③龟尾：指人体尾椎骨的末端处，中医认为，龟尾可调理大肠，能止泻，能通便。

瘿瘤第六

原文详注

原文 治石瘿、气瘿、劳瘿、土瘿、忧瘿等方。

海藻、海蛤、龙胆、通草、昆布、石（一作矾石）、松萝（各三分）、麦曲（四分）、半夏（二分）。

上九味，治下筛，酒服方寸匕，日三。禁食猪、鱼、五辛、生菜，诸难消之物。十日知，二十日愈。

译文

治疗石瘿、气瘿、劳瘿、土瘿、忧瘿等瘿瘤的药方。

海藻、海蛤、龙胆、通草、昆布、石（即为矾石）、松萝各三分，麦曲四分，半夏二分。

以上九味药材，调制成粉，过筛，然后用酒送服，每次一小勺，每日三次。服药期间，禁食猪肉、鱼类、葱蒜等刺激辛辣食物，生冷菜，以及难以消化的食物。一般十天可以见效，二十天可以痊愈。

陷肿散

原文 治二三十年瘿瘤①，及骨瘤、石瘤、肉瘤、脂瘤、脓瘤、血瘤，或息肉大如杯杆升斗，十年不瘥，致有漏溃，令人骨消肉尽，或坚或软或溃，令人惊悸，寤寐不安，身体螺缩②，愈而复发方。

乌贼骨、石硫黄（各一分）、钟乳、紫石英、白石英（各二分）、丹参（三分）、琥珀、附子、胡燕屎、大黄、干姜（各四分）。

上十一味，治下筛，以韦囊③盛，勿泄气。若疮湿即敷，若疮干猪脂和敷，日三四，以干为度。若汁不尽，至五剂十剂止，药令人不痛。若不消，加芒硝二两佳。

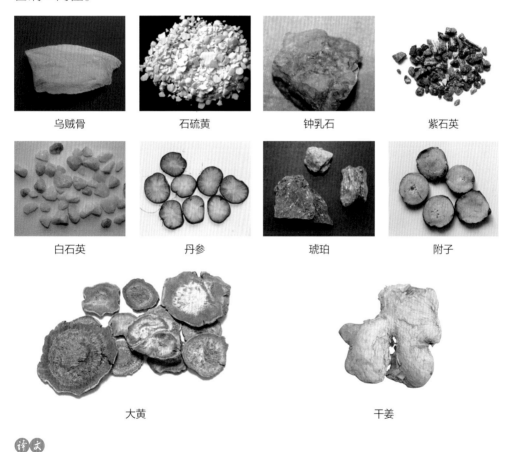

乌贼骨　　　　　　石硫黄　　　　　　钟乳石　　　　　　紫石英

白石英　　　　　　丹参　　　　　　　琥珀　　　　　　　附子

大黄　　　　　　　　　　　　　　　干姜

译文

陷肿散

用来治疗二三十年不愈的瘿瘤，以及骨瘤、石瘤、肉瘤、脂瘤、脓瘤、血瘤或者大如升斗的息肉，十年时间都没有治愈，化脓溃破症状，让病人消瘦、虚弱，其状或软或者溃破，让人害怕，病人则每日睡眠不安，致使身体筋脉拘急，瘥愈后复又发作的药方。

乌贼骨、石硫黄各一分，钟乳石、紫石英、白石英各二分，丹参三分，琥珀、附子、胡燕屎、大黄、干姜各四分。

以上十一味药调和研磨成细末，过筛去渣，装入皮囊袋内，扎紧，不要漏了药气。如果疮溃破，可直接取药粉敷伤口，如果疮面没有溃破，则用猪油与药粉调和敷于伤处，一天三四次，直至疮口收干。如果疮口内脓还不干，要继续使用五剂、十剂，直到伤口收干为止，药可以减少人的疼痛。如果病症不能消除，加入芒硝二两效果更好。

注 释

①瘿瘤：中医病名，瘿，多生于颈部，瘤，遍体可生，肿块界限分明；瘿瘤，即皮肤、肌肉、筋骨上起的肿块。

②螺缩：螺，筋脉拘急；蜷曲伸展不开；也就是筋脉蜷曲，无法伸开的意思。

③韦囊：原指牛胃，此处指动物皮制的囊，以防潮防水。

阴肿痛第七

原文译注

蒺藜子汤

原文 治虚热、石药发热，当露卧冷湿伤肌，热聚在里变成热，及水病①肿满，腹大气急，大小便不利，肿如皮纸盛水，晃晃如老蚕色②，阴茎坚肿，为疮水出，此皆肾热虚损，强取风阴，湿伤脾胃故也，治之之法，内宜根据方服诸利小便药，外以此汤洗四肢竟，以葱白膏敷之，别以猪蹄汤洗茎上方。

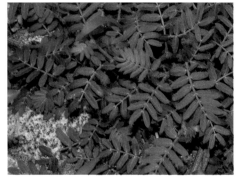

蒺藜子

蒺藜子、葱心青皮、赤小豆（各一升）、菘菜子（二升）、萌（五升）、巴豆（一枚，连皮壳）上六味，哎咀，以水二斗，煮取八升，以淋洗肿处。

译文

蒺藜子汤

可治身体虚热及服用石药引起的发热，当时睡卧于冷湿环境造成的肌肉伤痛，内热聚于体内不出而致体温升高，以及水病所致的身体肿胀、腹内气体集聚，大小便不利，皮肤水肿、明亮，如装满水的皮纸袋，内可见流动的水状，颜色发黄，阴茎硬而肿胀，有疮水流出，这都是肾热虚损，借凉风之势伤害身体，成脾胃湿热之症。治疗这种病的方法，可以内服利小便的方药，外则用汤药熏洗肢体，再用葱白膏敷于伤处，而阴茎部上方则用猪蹄汤清洗。

蒺藜子、葱心青皮、赤小豆各一升，菘菜子两升，蒴藋五升，巴豆连皮带壳一枚。以上六味中药，磨碎成末，用两斗水煎煮，直到剩下药汁八升的时候，用来淋洗肿胀部位。

原文 治阴肿皮痒方。

熬桃仁令香为末，酒服方寸匕，日三。

有人阴冷，冷气渐入阴囊肿满恐死，日夜疼闷（《外台》作夜即痛闷），不得眠方。

取生椒择令净，以布帛裹着丸囊，令浓半寸，须臾热气通，日再易，取消瘥止。

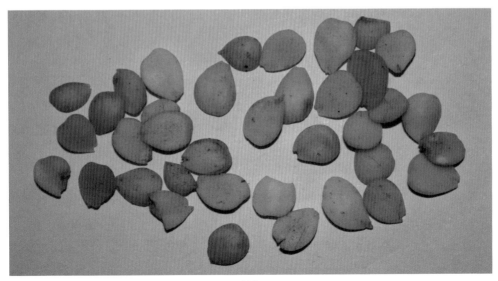

桃仁

译文

治阴部肿胀、瘙痒的药方。

将桃仁炙熟，产生香味之后，研磨成末，取一小勺，用酒送服，每日三次。

有的人感觉到阴部冷，而且冷气沿阴囊进入体内，渐渐变得肿胀，害怕会死去，日夜疼痛、不安（《外台秘要》中称到了晚上就会疼痛难语），让人不能入睡的治疗药方。

取生胡椒，择洗干净，用棉布包裹在阴囊部位，让胡椒厚度约为半寸，以其气味熏治，一会儿就会感觉阴囊内部热气通畅，第二天再熏一次，直到痊愈便可停止。

原文 治阴肿痛方。

灸大敦三壮。

治卒阴痛如刺，汗出如雨方。

小蒜、韭根、杨柳根（各一斤）。

上三味，合烧，以酒灌之，及热以气蒸之即愈。

译文

治疗阴部肿痛的药方。

用艾炷悬于大敦穴，灸三壮即可。

治疗阴部突然疼痛如同针扎，出汗不止的药方。

独头蒜、韭菜根、杨柳根各一斤。

以上三味药材，放在一起烧成碳，然后泡在酒中，加热之后，以热气熏蒸患处即可痊愈。

注 释

①水病：中医病名，即指水肿病，其病多肿于腹部。

②老蚕色：饱满的土黄色。

卷二十五　备急

【本篇精华】

介绍猝死、食物中毒、毒虫叮咬、跌打损伤，破伤风等救治办法。

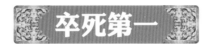

卒死第一

原文译注

灸法

原文 灸人中一壮立愈，不瘥更灸。又灸脐上一寸七壮，及两踵白肉际取瘥。又灸，脐下一寸三壮。

治五绝方（夫五绝者，一曰自缢①，二曰墙壁压迮②，三曰溺水，四曰魇寐③，五曰：产乳绝）。

半夏一两，细下筛，吹一大豆许，纳鼻中即活。心下温者，一曰亦可治。

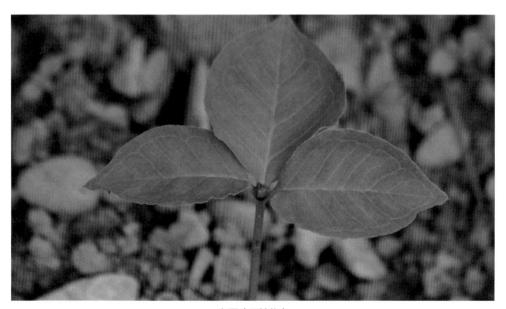

半夏（原植物）

译文

治疗猝死的灸法

取人中穴位，灸一壮立刻好起来，如果效果不明显，可以再灸一壮。也可以在肚脐部向上一寸的地方灸治，连灸七壮，同时对两只脚底板上方的白肉际灸治，可以治愈。又可以灸肚脐下方一寸处的穴位，连灸三壮有效。

治疗五种猝死的方子（所讲的五种猝死分别为：一、自缢；二、被墙壁压砸而死；三、落水而死；四、睡梦中猝死；五、乳不出而死。）

半夏一两，研成细末，过筛，取豆粒大小的粉末，吹入猝死者的鼻孔内，即可活过来。猝死者身体还有温度，据说是可以治疗的。

原文 治自缢死方。

凡救缢死者，极须按定其心，勿截绳，手抱起徐徐解之。心下尚温者，以氍毹④覆口鼻，令两人吹其两耳。

译文

治疗自缢身亡的药方。

凡是救自缢的猝死者，需要特别的冷静镇定，千万不要将绳子先剪断，而是用手将自缢者慢慢抱起，从绳上摘下来。如果自缢者身体还有温度，用窗帘布捂住他的嘴和鼻子，让两个人对着他的耳朵吹气。

注　释

①自缢：指借助外力将气管压住，闭塞呼吸，人因无法呼吸而死去。

②压迮：迮，压迫、狭窄，压迮，即被挤压的意思。

③魇寐：魇，梦中清醒，但不能动弹；魇寐，不由自主，有迷糊的意思。

④氍毹：一种带有花纹图案的西域布料，多为毛质，可做帘幕、床单等。

蛇虫等毒第二

原文详注

原文 治诸蛇毒方。

雄黄、干姜（各等份）。

上二味，为末，和射罔①着竹筒中带行，有急用之。

译文

治疗所有蛇毒的药方。

雄黄、干姜各等份。

以上两味中药，研成细末，与射罔调和装于竹筒中随身携带，在紧急情况时可取出使用。

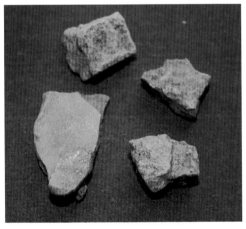

雄黄

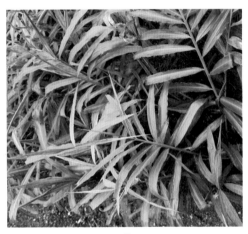

姜

原文 治蝎毒方。

凡蝎有雌雄，雄者痛只在一处，雌者痛牵诸处。若是雄者，用井底泥涂之，温则易。雌者用当瓦屋沟下泥敷之。若值无雨，可用新汲水从屋上淋下取泥。

译文

治疗蝎毒的药方。

蝎子有雌有雄，如果是雄蝎叮咬，疼点就在一个地方，但如果是雌蝎叮咬，则疼的面积极大，各处都感觉得到。若被雄蝎叮咬，可以取井底的泥涂在伤口上，泥变温之后就再换，反复进行。若是被雌蝎叮咬，则要用屋顶瓦片相连接处在下雨时流下的泥巴水敷在伤口上。如果当时没有下雨，可以用刚从井里打上来的水浇在屋顶上，取其从上面流下来的泥水。

注 释

①射罔：一种中药，出自神农本草经，可治瘘疮毒肿等症。

诸般伤损第三

原文译注

白马蹄①散

原文 治被打腹中瘀血，并治妇人瘀血，化血为水方。

白马蹄烧令烟尽，捣筛，酒服方寸匕，日三夜一。

译文

白马蹄散

治疗被人殴打致腹中留下瘀血、女性瘀血，能化血行利的药方。

将白马蹄烧成黑炭状，直接捣碎成粉，用筛子过滤，取一小勺用白酒送服，白天吃三次，晚上吃一次。

原文 治被殴击损伤聚血，腹满烦恼闷方。

豉一升，以水三升，煮三沸，分再服，不瘥重作。更取麻子煮如豉法，不瘥，更煮豉如上法。

译文

治疗被殴打受伤部位结成血块、腹中烦满胸闷的药方。

淡豆豉一升，用三升清水，大火煮开，滚沸三次，分两次饮用，不见效可再煮水饮用。也可用麻子煮水，如同煮豆豉一样的方法，如不见效，可再用煮豆豉和上面讲过的方法。

原文 治有瘀血，其人喜忘，不欲闻人声，胸中气塞短气方。

甘草（一两）、茯苓（二两）、杏仁（五十枚）。

上三味㕮咀以水二升，煮取九合，分二服。

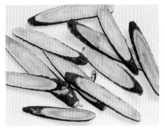 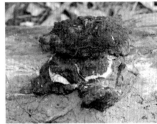 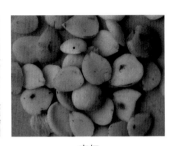

甘草　　　　　　　　　　茯苓　　　　　　　　　　杏仁

译文

治疗头部有瘀血致使病人善忘事、不喜欢听到声音、胸中闷烦气短的药方。

甘草一两，茯苓二两，杏仁五十粒。

以上三味中药，咀碎，加两升清水，煮至剩药汁九合，分成两次服下。

注 释

①白马蹄：即马蹄，又名荸荠，其药性清热生津，凉血解毒。

火疮第四

原文译注

原文 治火疮方。

栀子（四十枚）、白蘞、黄芩（各五两）。

上三味，㕮咀，以水五升，油一升合煎，令水气歇，去滓待冷，以淋之，令溜去火热毒，则肌得宽也。作二日，任意用膏敷，汤散治之。

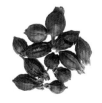 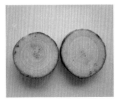 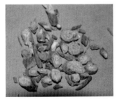

栀子　　　　　　　　白蘞　　　　　　　　黄芩

译文

治疗火疮的药方。

栀子四十枚，白蔹、黄芩各五两。

以上三味药材，一起咀碎，加清水五升，油脂一升，共同煎煮；煎好之后待热气消失，滤去渣滓，冷却，直接淋于火疮伤口上，让其带去火热毒素，皮肤得以松弛好转。连续淋两天，便可随便用膏药敷贴，同服汤散进行治疗。

原文 治金疮①者，无大小冬夏。及始初伤血出。便以右灰浓敷裹之，既止痛，又速愈，若疮甚深，未宜速合者。纳少滑石，令疮不时合也。凡金疮出血，其人必渴，当忍之，啖燥食并肥腻之物以止渴，慎勿咸食，若多饮粥及浆，犯即血动溢出杀人。又忌嗔怒、大言笑、思想、阴阳行动、作劳、多食酸咸，饮酒热羹、辈②，疮瘥后犹尔，出百日半年乃可复常也。

译文

治疗金疮患者，不分伤口大小，也不论春夏秋冬。刚受伤时便及时将伤口处的血挤出，然后用石灰厚厚地敷贴在伤口上，不但止痛，还能让伤口迅速痊愈。如果疮口很深，不能迅速愈合，可放少量的滑石，如此疮面不久便可愈合。凡是金疮流血的人，必定会口渴，病人应该忍受，少喝水，进食燥干以及肥腻的食物可以止渴，但一定不要吃得过咸。如果喝粥类、浆水过多，就会引起血液流动加速，从而失血死亡。同时，金疮患者不可动怒，也不能大声说笑，少思虑，平衡阴阳，劳逸结合，不可多食酸咸味食物，不宜饮酒、喝热汤等。金疮伤痊愈后，也要如此坚持，三至六个月后才可恢复到正常状态。

注　释

①金疮：中医的讲法，就是指皮肤破伤，受到破伤风杆菌的侵袭所起的病症，即破伤风。

②辈：等，也可作类解释。

卷二十六　食治方

【本篇精华】

本节全面论述食物对于人体的作用，以及人在不同时节、不同情况下，应该如何进食，进食哪类的食物。

序论第一

原文译注

原文 仲景[①]曰：人体平和，唯须好将养，勿妄服药。药势偏有所助，令人脏气不平，易受外患。夫含气之类，未有不资食以存生，而不知食之有成败，百姓日用而不知，水火至近而难识，余《河东卫汛记》曰：扁鹊云，人之所根据者，形也。乱于和气者，病也。理于烦毒者，药也。济命抚危者，医也。安身之本，必资于食。救疾之速，必凭于药。不知食宜者，不足以存生也。不明药忌者，不能以除病也。是故食能排邪而安脏腑，悦神爽志以资血气。若能用食平疴[②]释情遣疾者，可谓良工。长年饵老之奇法，极养生之术也。

译文 张仲景说：人体平和没有病症，只需要好好补养即可，不要随便服用药物。药物的药势一般偏重于某一方面，只对某一脏腑有益，胡乱使用会使人体脏气失衡，容易受到外邪侵犯。药物中所有对脏器有调和作用的物质，没有食物中不存在的，但人们不知道食用它的好与不好，每日食用也不了解，如同近身于水火却意识不到一样。我看《河东卫汛记》中说：扁鹊认为，人的根本在于其形体，体内之气若不平和，就必定会生病。治疗精神情绪、身体中毒等病，只能用药。救命治病的人，就是医生。人安身的根本，必定依赖于食物。救命治病能够及时收效，还需要药物。不知道吃哪一种食物更有利的人，是不可能达到长寿的。不明白药物禁忌的人，也不可能治好病。所以，食物能消除病邪让脏腑平和，精神通达，令血气舒畅。如果能用食物来达到平复劳累、释放情绪、消除疾病的人，那就是真正的好医生了。长期以食补获得长寿的神奇之法，就是养生法则的高级之术。

原文 五脏所宜食法：肝病则食麻、犬肉、李、韭。心病宜食麦、羊肉、杏、薤。脾病宜食稗米。《素问》云：肝色青宜食甘，粳米、牛肉、枣、葵皆甘。心色赤宜食酸，小豆、犬肉、李、韭皆酸。肺色白宜食苦，麦、羊肉、杏、薤皆苦。脾色黄宜食咸，大豆、豕肉、栗、藿皆咸。肾色黑宜食辛，黄黍、鸡肉、桃、葱皆辛。

译文

　　五脏最合适的进食方法：肝脏有病，就要多吃生麻、狗肉、李子、韭菜。心脏有病则宜食麦类、羊肉、杏子、薤菜。脾脏有病宜多食稗米。《素问》中说：肝主青色，适合多食甘味，粳米、牛肉、红枣、葵菜等都属甘味。心主红色，适宜食酸味，小豆、狗肉、李子、韭菜都为酸味。肺脏主白色，宜食用苦味，小麦、羊肉、杏子、薤菜则都为苦味。脾主黄色，适合多食咸味，大豆、猪肉、栗子、藿香都为咸味。肾主黑色，适合多食辛味，黄黍、鸡肉、桃子、葱都是辛味。

注　释

①仲景：即张仲景，东汉有名的医生，被称为"医圣"。
②痎：因过度劳作而生成的劳累之病。

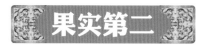

果实第二

原文译注

原文 大枣，味甘辛热滑无毒，主心腹邪气，安中养脾气，助十二经，平胃气，通九窍，和百药，补中益气，强志，治肠。生枣：多食令人热渴，气胀。苦寒热羸瘦者，弥不可食，伤人。

藕实，味甘苦寒无毒，食之令人心欢，止渴去热，补中养神，益气力，除百病。生根寒，止热渴，破留血。

鸡头实^①，味甘平无毒，主湿痹腰脊膝痛，补中，除暴疾，益精气，强志意，耳目聪明。

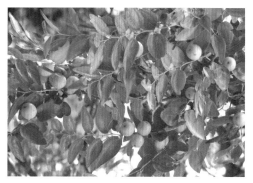

大枣

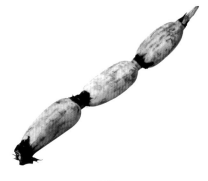

莲藕

译文

大枣，味甘、辛，性热滑，无毒，可调心腹邪气，安神养脾滋气，有助于十二经脉，平和胃气，通利九窍，与百药调和，补中益气，增强精神，可调治肠病。生枣，多食用让人身体燥渴，胃气胀满。身体寒凉、体形瘦弱的人，不宜食用，会伤害身体。

莲藕，味甘、苦，性寒，无毒，食用可让人心轻气爽，能止渴消热，可补中养神，有助于气力增强，消除百病。根生于寒凉，最能止热渴之症，兼可破除瘀血积滞之症。

芡实，味甘，性平，无毒，可调理湿痹引起的腰脊、膝盖疼痛，可补中气，治疗突发病症，增强精气，提升心志，令人耳聪目明。

原文 橘柚，味辛温无毒，主胸中瘕热逆气，利水谷，下气，止呕咳，除膀胱留热停水，破五淋，利小便，治脾不能消谷，却胸中吐逆霍乱，止泻利，去寸白^②，久服去口臭。一名橘皮，陈久者良。

梅实。味酸平涩无毒，下气除热烦满，安心，去青黑痣恶疾。止下利好唾口干，利筋脉，多食坏人齿。

译文

橘柚，味辛，性温，无毒，可调理胸闷，内热，逆气上行，利于水谷消化，下气，止呕，止咳嗽。能消除膀胱积热，利尿，通淋，使小便顺畅。可治疗脾功能虚弱引起的不消化，除胸中内热、逆气上行引起的烦乱不安，可止泻除痢，消除肠内寸白虫，经常食用可以治疗口臭。还有一名叫作橘皮，时间越长的效果越好。

梅子，味酸，性平、涩，无毒，可消胸满胀气，安心养神，除面部青黑斑痕。可止泻痢，生津止渴，有助于筋脉通畅，过多食用会损害牙齿。

原文 杏仁，味甘苦温冷而利有毒，主咳逆上气，肠中雷鸣，喉痹下气，产乳金疮，寒心奔豚，惊痫，心下烦热，风气去来，时行头痛，解肌，消心下急，杀狗毒。其一核两仁者害人，去之。扁鹊云：杏仁不可久服，令人目盲，眉发落，动一切宿病。

桃仁，味苦甘辛平无毒，破瘀血、血闭瘕[③]邪气，杀小虫，治咳逆上气，消心下硬，除卒暴声血，破瘕，通月水，止心痛。

译文

杏仁，味甘、苦，性温、冷而且利寒，有微毒。可调理咳嗽引起的肺气上逆，肠内鸣叫，喉间有异物，吞咽不利，孕妇产乳疮疥，心内寒凉，呆滞，惊痫，心下烦热，有风气流窜，经常头疼，消除体表邪气，以及心下不安，能除狗咬伤之毒。杏仁中一核两仁的对人有害，应丢弃。扁鹊说：杏仁不能长期服用，可令视力下降，眉毛头发

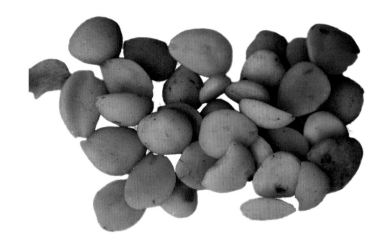

杏仁

脱落，引发所有旧病。

桃仁，味苦、甘、辛，性平，无毒，可破瘀血、血闭瘕引起的疾病，杀体内之虫，治疗咳嗽，肺气上逆，安心抚绪，消除胸下硬块，通利血管，平复血液流畅，能破体内血瘀，通畅经血，治疗心痛病症。

注 释

①鸡头实：又名鸡头米，即芡实。

②寸白：肠内寄生的一种虫子，也可视为蛔虫。

③瘕：女性腹内的积滞血块，是一种病。

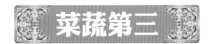

菜蔬第三

原文译注

原文 枸杞叶，味苦平涩无毒，补虚羸，益精髓。

瓜子，味甘平寒无毒，令人光泽好颜色，益气，除胸满。一名白瓜子，即冬瓜子也。白冬瓜，味甘微寒无毒，除小腹水胀，利小便，止消渴。

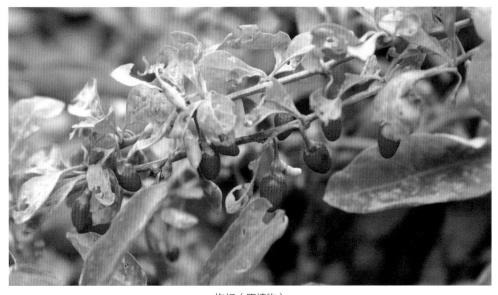

枸杞（原植物）

译文

枸杞叶，味苦，性平、涩，无毒，可补虚羸，有益于精髓生发。

瓜子，味甘，性平、寒，无毒，可让人皮肤光滑，红润，气色好，气体通畅，消除胸闷胀满。还有一名叫作白瓜子，就是冬瓜瓤内的籽。白冬瓜，味甘，性微寒，无毒，可除腹内水胀，有利于小便通畅，消渴散热。

原文 菘菜，味甘温涩无毒，久食通利肠胃，除胸中烦，解消渴。

芥菜，味辛温无毒，归鼻，除肾邪，大破咳逆，下气，利九窍，明目聪耳安中。其子味辛，辛小归鼻有毒，主喉痹[①]，去一切风毒肿。

译文

菘菜，味甘，性温、涩，无毒，长期食用可通畅肠胃，消除胸内烦闷，消渴散热。

芥菜，味辛，性温，无毒，通鼻塞，除肾脏病邪，可对抗咳逆引起的气弱、喘促，令气体下行，通利九窍，让眼目视力好，耳朵听力好。芥菜籽味辛，辛味也可通鼻塞，但有微毒，可调理喉痹之症，能除所有风湿、热毒引起的肿胀。

原文 葱实，味辛温无毒，明目补中。茎白，主伤寒寒热，骨肉碎痛，能出汗，治中风面目浮肿，喉痹不通，安胎，杀桂。其青叶归目，除肝中邪气，安中利五脏，杀百药毒。根须主伤寒头痛。葱中涕及生葱汁止尿血，解藜芦及桂毒。黄帝云：食生葱即啖蜜，变作下利，食烧葱并啖蜜，壅气而死。正月不得食生葱，令人面上起游风。楼葱[②]除瘴气恶毒，久食益胆气，强志。

译文

大葱，味辛，性温，无毒，可明目补中。茎白部分，可治疗伤寒、寒热，骨头、肌肉疼痛，能让人出汗，也可治疗中风引起的面目浮肿，咽喉肿痛，能安胎，杀桂毒。葱的青叶子入于目，可解肝脏所中病邪，安中利五脏，清除百药之毒。葱的根须可治疗伤寒引起的头痛。大葱内部的黏液和生葱的汁水能止血尿，解除藜芦与桂枝内的毒素。黄帝说：生葱与白蜜一起食用，可利于大小便，食用烧过的葱并吃白蜜，则会因为体内气体壅堵不通而死亡。正月不能吃生葱，会让人脸上生急慢性的皮炎。楼葱可以消除人体瘴气和毒素，长期食用能利胆气、生发、增强心志。

原文 蜀椒，味辛大热有毒，主邪气，温中下气，留饮宿食，逐皮肤中寒冷，去死肌湿痹痛，心下冷气，除五脏六腑寒，百骨节中积冷，温疟大风，汗自出者，止下利散风邪。合口者害人，其中黑子有小毒，下水。

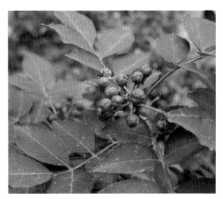

花椒

干姜，味辛热无毒，主胸中满，咳逆上气，温中止漏血出汗，逐风湿痹，肠下利，寒冷腹痛，中恶霍乱，胀满，风邪诸毒，皮肤间结气，止唾血。生者尤良。

生姜，味辛微温无毒，主伤寒头痛，去痰下气，通汗。除鼻中塞，咳逆上气。止呕吐，去胸膈上臭气③。

译文

花椒，味辛，性大热，有微毒，可治疗风邪引起的疾病，能温中下气，有利于脾胃消化，去积食，可将皮肤内的寒气逐出，祛除死肌，缓解风湿痹痛之症。能治胸口发凉，五脏六腑寒症，骨骼结节之中积冷，对暑热引起的先热后冷、汗多不止可有散风下利祛邪之效。多食对人有损伤，花椒内的小黑子具有微毒，可利小便。

干姜，味辛，性热，无毒，可治疗胸中气满，咳嗽引起的气体上逆，能温中止血，出汗，可祛除风湿痹症，温小肠，利小便，治疗小腹受寒引起的疼痛，恶心、发热，心下胀满，以及风邪所引发的各种病毒，能刺激皮肤，使其畅通，可止吐血。生姜的效果最好。

生姜，味辛，性微温，无毒，可治疗伤寒引起的头痛，可祛痰、利气、发汗。能通鼻塞，治疗咳嗽引起的气体上逆。能止呕吐，消除胸膈逆气上行。

注 释

①喉痹：一种咽部疾病，因外邪而引起的咽喉痒、肿痛、有异物感等症状。

②楼葱：葱的一种，与其他葱类相近，味道比较香浓。

③臭气：即胃气上升引起的口气。

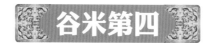
谷米第四

原文译注

原文 薏苡仁，味甘温无毒，主筋拘挛不可屈伸，久风湿痹，下气。久服轻身益力。其生根，下三虫①。《名医》云：薏苡仁除筋骨中邪气不仁，利肠胃，消水肿，令人能食。

胡麻，味甘平无毒，主伤中虚羸，补五内，益气力，长肌肉，填髓脑，坚筋骨，疗金疮，止痛，及伤寒温疟大吐下后，虚热困乏。久服轻身不老，聪耳明目，耐寒暑，延年。

译文

薏苡仁，味甘，性温，无毒，可治疗筋络拘挛、不能伸展，能除久风湿痹，可下气。经常服用可轻健身体、增强体力。薏苡仁的根部，能打肠道内寄生虫。《名医》典籍中说：薏苡仁可祛除筋骨中的病邪、麻木之症，能利肠胃，消除水肿，让人增加食欲。

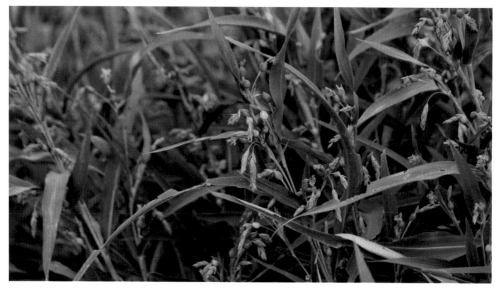
薏苡仁

胡麻，味甘，性平，无毒，可治疗伤中引起的身体虚弱，可补五脏，增强体力，增长肌肉，补填骨髓、脑力，强筋健骨，治疗金疮之症。更能止痛，缓解伤寒、温疟引起的呕吐无力，体温升高。经常服用可令体态轻盈不老，耳聪目明，耐冷耐热，长寿延年。

原文 大麦，味咸微寒滑无毒，宜心，主消渴，除热，久食令人多力健行。作温，消食和中。熬末令赤黑，捣作，止泻利，和清酢浆②服之，日三夜一。

小麦。味甘微寒无毒，养肝气，去客热，止烦渴咽燥，利小便，止漏血唾血，令女人孕必得，易作曲，主小儿病食不消，下五痔③虫，平胃气，消谷止利。

译文 大麦，味咸，性微寒、滑，无毒，对心脏有益，可治疗消渴之症，能除热，经常食用可让人体力增强，健康体壮。温食可消食，能和中。将大麦炙熟直至变成黑色，捣碎，能治疗腹泻、痢疾，与酢浆一起服用，白天三次，晚上一次。

小麦，味甘，性微寒，无毒，能养肝气，可去体内热邪，消烦止渴缓解咽喉干燥，通小便，止漏血、吐血等。可让女性易于受孕。可将其做成麦曲，能治小儿积食，不消化，还能治疗牡痔、牝痔、脉痔、肠痔、血痔以及肠内蛔虫等，平和胃气，利于食物消化，可止痢疾。

原文 稷米，味甘平无毒，益气安中，补虚和胃宜脾。

粳米，味辛苦平无毒，主心烦，断下利，平胃气，长肌肉，温中。

糯米，味苦温无毒，温中，令人能食，多热，大便硬。

译文 稷米，味甘，性平，无毒，能益气安中，可以补虚，和胃，同时有益于脾脏功能。

粳米，味辛、苦，性平，无毒，可治疗心胸烦乱之症，消除痢疾，有平和胃气，增长肌肉，温中之功效。

糯米，味苦，性温，无毒，有温中之效，可提升人之食欲，多食可致内热、大便干硬。

注 释

①三虫：小孩常患的三种肠内寄生虫病，《诸病源候论》中指为：长虫、赤虫、蛲虫。

②酢浆：古时候一种带有酸味的饮品，为淀粉所制，稀薄有香气，专用来清凉饮用。

③五痔：一种肛门痔类疾病的总称，《千金方》中记载：夫五痔者，一曰牡痔，二曰牝痔，三曰脉痔，四曰肠痔，五曰血痔。

鸟兽第五

原文译注

原文 马牛羊酪，味甘酸微寒无毒，补肺脏，利大肠。黄帝云：食甜酪竟，即食大酢者，变作血瘕及尿血。华佗云：马牛羊酪，蚰蜒①入耳者，灌之即出。

译文

马奶乳酪、牛奶乳酪、羊奶乳酪，味甘、酸，性微寒，无毒，可滋补肺脏，利大肠。黄帝说：吃完甜味乳酪，便即刻吃酸味酢浆的人，会造成血液瘀瘕，以及尿血的病症。华佗说：马、牛、羊奶酪，在耳朵爬进蚰蜒之后，将其灌入耳中，就可以使蚰蜒出来。

原文 丹雄鸡肉，味甘微温无毒，主女人崩中漏下赤白带，补虚温中。黄雌鸡肉，味酸咸平无毒，主伤中消渴，小便数而不禁，补益五脏绝伤，五劳，益气力。鸡子黄，除热火灼烂疮。卵白汁，主目热赤痛，除心下伏热，止烦满咳逆。妇人产难，胞衣不出，生吞之。白雄鸡肉，味酸微寒无毒，下气去狂邪，安五脏，伤中消渴。乌雄鸡肉，味甘温无毒，补中，止心痛。

译文

红羽毛的公鸡肉，味甘，性微温，无毒，可治疗女性血崩、漏下、赤白带多，能补虚温中。黄羽毛的母鸡肉，味酸、咸，性平，无毒，可治疗伤中、消渴，小便频数、失禁等症，补益五脏功能低下、五脏劳损，能增强气力。鸡蛋黄，能消除火毒所致的疮口；鸡蛋清，可治疗眼目赤痛、干涩，除心胸烦闷、燥热，止咳除烦、平气；孕妇难产，胎胞不肯流出，可直接生食蛋清。白色羽毛的公鸡肉，味酸，性微寒，无毒，能下气，除燥烦之症，可安五脏，治疗伤中消渴之症。黑羽毛的公鸡肉，味甘，性温，无毒，能补中，可止心痛。

原文 黑雌鸡肉，味甘平无毒，除风寒湿痹，五缓六急，安胎。黄帝云：有六趾四距玄鸡白头及野鸟死不伸足爪，此种食之害人。鸡子白共蒜食之，令人短气。鸡子共鳖肉蒸食之害人。鸡肉、獭肉共食，作遁尸②。注药所不能治。食鸡子啖生葱变成短气，鸡肉、犬肝肾共食害人。生葱共鸡犬肉食，令人谷道终身流血。乌鸡肉合鲤鱼肉食，生痈疽。鸡、兔、犬肉和食必泄利。

译文

黑羽毛的母鸡肉，味甘，性平，无毒，能除风湿寒痹，五缓六急之症，可安胎。黄帝说：有一种鸡六趾四距头为白色的鸡，以及死去之后脚爪不能伸开的野鸟，这一类动物吃下就会损害人体。鸡蛋清和蒜同食，能让人气短促。鸡蛋与鳖肉同蒸食用，可害人健康。鸡肉、獭肉一起食用，可得腹胀、刺痛，呼吸困难重症，服药也不能治疗。食用鸡蛋时吃生葱，就会气短，鸡肉与狗的肝、肾同食，可害人健康。生葱与鸡肉、狗肉一起吃，可让人消化道出血，一辈子不能治愈。乌鸡肉与鲤鱼肉一起食用，可生痈疽之症。鸡肉、兔肉、狗肉一起吃，必生腹泻。

注 释

①蚰蜒：多足动物，与蜈蚣为同一科，体黄褐色，有细长的脚15对。
②遁尸：一种突然发作，心部、腹部疼痛、胀满，气息急促的重症之病。

卷二十七 养性

【本篇精华】

本篇主要论述关于养生的问题，从《黄帝内经》到嵇康，以及抱朴子等，各种不同观点在这里得到全面体现。

养性序第一

原文译注

原文 嵇康曰：养生有五难，名利不去为一难，喜怒不除为二难，声色不去为三难，滋味不绝为四难，神虑精散为五难。五者必存，虽心希难老，口诵至言，咀嚼英华，呼吸太阳①，不能不回其操，不夭其年也。五者无于胸中，则信顺日跻②，道德日全，不祈善而有福，不求寿而自延，此养生之大旨也。

译文

嵇康说：养生有五难，一是丢不开名利，二是喜怒不能控制，三是声色不能远离，四是饮食不知节制，五是思虑不能减少。心中装有这五方面，虽然心里希望不要衰老，每日口念真言，反复回味其精华，吸收阳气，但也不能令纯真之德操回归，从而年华早衰。如果心中没有这五个方面，则养生之信念日渐养成并向上提升，道德日趋完善，不必祈求行善而得福气，不用寻求长寿之法而不老，这就是养生的最高境界。

原文 魏武③与皇甫隆④令曰：闻卿年出百岁，而体力不衰，耳目聪明，颜色和悦，此盛事也。所服食施行导引，可得闻乎？若有可传，想可密示封内。隆上疏对曰：臣闻天地之性，唯人为贵。人之所贵，莫贵于生。唐荒无始，劫运无穷。人生其间，忽如电过，每一思此，罔然心热，生不再来，逝不可追，何不抑情养性以自保。惜今四海垂定，太平之际又当须展才布德当由万年。万年无穷，当由修道，道甚易知，但莫能行。臣尝闻道人蒯京已年一百七十八，而甚丁壮，言人当朝朝服食玉泉、琢齿，使人丁壮有颜色，去三虫而坚齿。玉泉，口中唾也。

译文　魏武帝对皇甫隆下令说：我听说你已经一百多岁了，可是体力一点也不衰弱，听力、视力都很正常，面色也健康自然，这是值得庆贺的事啊。你每日的饮食、行为及导引之术，可不可以告诉我呢？如果有这方面的秘诀，想好后将其写在信中告诉我。皇甫隆写成上疏，说：我听说天地之间，唯有人最为尊贵，人之所以尊贵，在于其生命。天地由无开始，其劫运无穷无尽，人生于天地之间，犹如闪电一忽而过，每每想到这里，心中便茫然不知所措，人生不可能再重来一次，过去的也追不回来，何不抑制情绪，修养心性以自保。珍惜如今国家大局的安定，于和平之时施展才德，以生万年。一万年无穷无尽，当以修道，修道容易，但不知能不能做到。我曾经听说道士蒯京已经一百七十八岁，可身体非常强壮，他说人应该每日服食玉泉之水，扣齿锻炼，这样可让人强壮、年轻，体内无虫而牙齿不落。玉泉水，就是口中的唾液。

原文　抱朴子[5]曰：人之一身，犹一国之象也。胸腹之位，犹宫室也。四肢之列，犹郊境也。骨节之分，犹百官也。神犹君也，血犹臣也，气犹民也，知治身则能治国也。夫爱其民，所以安其国。惜其气，所以全其身。民散则国亡，气竭则身死。死者不可生也，亡者不可存也。

是以至人消未起之患，治未病之疾。医之于无事之前，不追于既逝之后。夫人难养而易危也，气难清而易浊也，故能审威德所以保社稷，割嗜欲所以固血气，然后真一存焉，精神守焉，百病却焉，年寿延焉。

译文　《抱朴子》中说：人的身体，就如同一个国家的样子，胸腹部的位置，就如同皇帝的宫殿。人体四肢，好比城外之郊地。各块骨骼，如同百座房屋。人的精神犹如皇帝，而血液则如大臣，气体如同百姓，知道怎么治疗身体就能知道如何治理国家。只有爱护自己的百姓，才能让国家安定，珍惜身体之气，身体才能完好无损。百姓分散流走国家就要不保，气体衰竭身体则要死去。死掉的人不能再活过来，死掉的人也不能一直存在。

所以，圣人常会消除没有成形的隐患，而治病则治尚未成疾的病。没有事情之前进行医治，不去强求已经失去的。人难长寿易生病，气难保持清冽容易混浊。所以立戒守德才能保国家社稷，消除嗜好欲望则可以固身体气血，最终才能真正长存，精神若能守得住，百病则不敢来，自然延年益寿。

注 释

①太阳：中医养生的一种方法，即为体内吸收阳气之意。

②跻：上升，向上，登攀的意思。

③魏武：指曹操，其为汉献帝所封的魏王，魏国的开创者。

④皇甫隆：三国时期的人，于曹操手下当职。

⑤抱朴子：书名，为晋朝葛洪所作，全篇内容多讲养生、修道、治世之方。

道林养性第二

原文译注

原文 凡心有所爱，不用深爱，心有所憎，不用深憎，并皆损性伤神，亦不可用深赞，亦不可用深毁，常须运心于物平等，如觉偏颇，寻改正之。居贫勿谓常贫，居富勿谓常富，居贫富之中，常须守道，勿以贫富易志改性，识达道理，似不能言。有大功德，勿自矜伐。美药勿离手，善言勿离口，乱想勿经心，常以深心至诚，恭敬于物。慎勿诈善，以悦于人。

译文

凡是心里有所喜爱的，不要太深喜爱，心中有所憎恶的，不要太深憎恶，这都会损耗修为与心神，也不能过多赞美，也不能太深毁谤，应该常持一颗万物平等的心来面对事物，如果感觉到了偏颇，就要寻找机会改正。生活于贫困之中，不要认为会永远贫困；生活在富裕之中，也不要认为能永远富裕；生活于贫富之中，要常保持静心修身之道，不因为贫或者富而改变心志与性情，用心深刻体会事物之间的道理，是妙不可言的。做了大功德之事，不要自我骄矜夸耀。好的药不要离手，善的语言不要离口，不经意的事不要多用心想，保持一颗平静的心表达诚意，用恭顺尊敬的态度面对事物。千万不要欺骗善者，以取悦于他人。

按摩法第三

原文译注

天竺国按摩法

原文 天竺国按摩。此是婆罗门法。

两手相捉扭捩①，如洗手法。两手浅相叉，翻覆向胸。两手相捉共按胫左右同。以手如挽此是开胸法，左右同。如拓石法，左右同。以手反捶背上，左右同。两手据地缩身曲脊，向上三举。两手抱头宛转陛上，此是抽胁。大坐斜身偏欹如排山，左右同。大坐伸两脚，即以一脚向前虚掣，左右同。两手拒地回顾，此虎视法，左右同。立地反拗身三举。两手急相叉，以脚踏手中，左右同。起立以脚前后虚踏，左右同。大坐伸两脚用当相手勾所伸脚着膝中以手按之，左右同。

上十八势，但是老人日别能根据此三遍者，一月后百病除，行及奔马，补益延年，能食，眼明轻健，不复疲乏。

天竺国按摩法

天竺国按摩，是用的婆罗门法。

两手相握扭转，如同洗手的方法一样。两手五指交叉，但不要合掌，让掌心向外，掌背朝向胸内。两手指交叉压小腿部位，左右以相同的动作进行。用手抱住小腿向腹部用力，如同扩胸一样，左右分别进行相同操作。扭动小腿如同拓石之法，左右腿相同。将一只手从背后捶打背部，左右进行相同次数。两手贴于地面，尽量缩身体弯曲背部，向上引力弓起三次。两只手抱住后脑用力向上伸张，这是抽拉其肋骨。盘腿而坐斜一侧身体用力，如同推山一样，左右各如此进行。盘坐地上伸出两脚，其中一只腿用力向前提伸，然后再伸另一只脚，左右动作相同。两手撑在地上回头看后方，这是虎视之法，左右动作相同。站在地上反扭身体向上伸拉三次。两只手交叉，用一只腿压在两掌，左右动作一样。站起来之后向前抬腿，左右动作相同。坐于地面两脚伸直，用一只手勾住同侧的脚向上拉，以另一只手向外推按膝部，左右动作一致。

以上十八招，就算是老年人，也能一天做上三次，一个月后百病都能消除，走路和马一样快，健康而且长寿，食欲良好，身体轻盈，视力清楚，不会感觉到疲乏。

老子按摩法

原文 两手捺，左右捩身二七遍。两手捻，左右扭肩二七遍。两手抱头，左右扭腰二七遍。

左右挑头二七遍。两手托头三举之。一手抱头，一手托膝三折，左右同。一手托头，一手托膝，从下向上三遍，左右同。两手攀头下向，三顿足。两手相捉头上过，左右三遍。两手相叉，托心前，推却挽三遍。两手相叉，着心三遍。曲腕筑肋挽肘②，左右三遍。左右挽，前右拨，各三遍。舒手挽项，左右三遍。反手着膝，手挽肘，覆手着膝上，左右亦三遍。手摸肩，从上至下使遍，左右同。两手空拳筑三遍，两手相叉反复搅，各七遍。外振手三遍，内振三遍，覆手振亦三遍。摩扭指三遍。两手反摇三遍。两手反叉，上下扭肘无数，单用十呼。两手上耸三遍。两手下顿三遍。两手相叉头上过，左右申肋十遍。两手拳反背上，掘脊上下三遍。（掘，揩之也。）两手反捉，上下直脊三遍。覆掌搦腕内外振三遍。覆掌前耸三遍。

老子按摩法

两手按在髀部，左右扭转身体二至七遍。两手揉动髀部，左右扭动肩部二至七遍。两手抱住头部，左右扭腰二至七遍。头部左右向上各挑高二至七遍。两手托住头部向上托举三次。一手抱头，一手托膝部三分之一处，左右相同。一手托头部，一手托膝部，从下向上各三次，左右动作相同。两手从脑后抱头向前朝下，踩脚三次。两手相握从头后过到头前，左右各进行三遍。两手十指交叉，托于胸前，向外推出再拉回，反复三遍。两手相交叉，掌心向内按压心脏部位三次。弯曲腕部手背顶于肋部，肘部尽力向前，左右各进行三遍。左右手相扣左手向左方拉右手，右手向右方拉左手，再左右各向左右拉扯，各进行三遍。伸手握于脖子后方，向握住脖子手掌的一侧拉动，左右手各三遍。左手握右膝，右手抱住左手肘，用右手背顶在左膝上，如此左右各进行三遍。用手按摩肩部，从上向下都按摩一遍，左右相同。两只手握空拳相互对推三遍，两手十指交叉相互扭转，各进行七遍。手向外垂放抖动三遍，手向内抖动三遍，反手抖动也是三遍。按摩扭动手指三遍，两只手逆时针摇动三遍。两只手反向交叉，手背相对，上下转动肘部多次，单独练习十次自然呼吸的时间。两只手向上耸动三遍。两只手向下垂三遍。两只手相交叉从头上经过，左右各伸展肋部十遍。两手握拳反放于背上，上下摩擦背脊三遍（掘，就是擦的意思。）两手在背后相握，于背脊上下三遍。掌心朝下按动手腕，向外各抖动三遍。掌心向下朝上耸动三遍。

原文 覆掌两手相叉交横三遍。覆掌横直，即耸三遍。若有手患冷，从上打至下，得热便休。

舒左足，右手承之，左手捺脚耸上至下，直脚三遍，右手捺脚亦尔。前后捩足三遍。左捩足，右捩足，各三遍。前后却捩足三遍。直脚三遍。扭三遍。内外振脚三遍。若有脚患冷者，打热便休。扭以意多少，顿脚三遍。却直脚[3]三遍。虎据，左右扭肩三遍。推天托地左右三遍。左右排山负山拔木[4]，各三遍。舒手直前，顿申手三遍。舒两手两膝各三遍。舒脚直反，顿申手三遍。捩内脊外脊，各三遍。

译文

掌心朝下两手要交叉纵横交错三遍。掌心向下保持手掌持平，向上抬手掌三遍。如果有人患有手冰冷的问题，从上向下拍打，直到手发热可停止。

伸开左脚，用右手接住，左手按着腿部由上向下耸动肩膀，再向后伸直腿三遍，右手按左腿也如此进行。前后扭动脚三遍，向左扭动脚，向右扭动脚，各进行三遍。前后踢、摆脚三遍。腿向前伸直三遍，扭转三遍。双腿内外抖动三遍。如果有人患有腿脚冰凉的问题，拍打到发热可止。扭转腿脚多少次以自己的承受力为主，然后用力踩脚三遍。腿伸直向后伸三遍，像老虎一样四肢着地，左右扭动肩部三遍。两手相握向上推举，掌心向上朝下按，左右各三遍。左右腿用力下蹲起立，各进行三遍。伸手向前摆直，用力伸张三遍。伸两条胳膊两条腿各三遍。伸腿向后保持水平，用力伸三遍。扭动脊椎向内向外，各进行三遍。

注　释

①扭挼：挼，扭转，扭挼即来回旋转之意。

②曲腕筑肋挽肘：曲腕，为手背朝肋骨，挽，牵引；即手背朝肋骨，两肘部向前用牵引的意思。

③却直脚：却，后踢，摆动的意思，即腿伸直向后摆动。

④负山拔木：下蹲起立的意思，好像在搬重的东西一样。